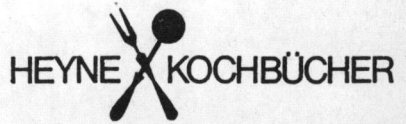

DIE ROSEMARY CONLEY

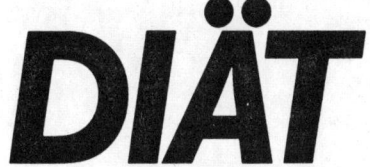

DIÄT

REZEPTE FÜR
Schlanke Hüften, schlanke Beine

Deutsche Erstausgabe

WILHELM HEYNE VERLAG
MÜNCHEN

HEYNE KOCHBUCH
07/4597

Aus dem Englischen übertragen von
ANTONIA CHICOMBAN

Titel der Originalausgabe:
ROSEMARY CONLEY'S COMPLETE HIP AND THIGH DIET
erschienen bei Arrow Books, Lim., London

INHALT

DIE AUTORIN

Rosemary Conley ging vor 17 Jahren ins Schlankheitsgeschäft, als sie die SAGG Slimming and Good Grooming Organization (Schlankheits- und Schönheitspflege-Organisation) gründete. Acht Jahre später verkaufte sie die Firma an die IPC Magazines Ltd und wurde zum geschäftsführenden Vorstandsmitglied der Successful Slimming Clubs (Erfolgreichen Schlankheit-Clubs) berufen — eine Stellung, die sie fünf Jahre behielt, bis sie sich entschloß, erneut auf freiberuflicher Basis zu arbeiten.

Während ihrer Tätigkeit bei IPC brachte Frau Conley auch zwei sehr erfolgreiche Kassetten mit Gymnastikübungen, *»Slimobility«*, heraus und schrieb drei Bücher — *Eat Yourself Slim* (Iß dich schlank), *Eat And Stay Slim* (Iß und bleib schlank) und *Positive Living* (Positiv leben).

Unmittelbar nachdem sie ihre freiberufliche Karriere gestartet hatte, entdeckte Rosemary Conley ihre außergewöhnliche Diät. Eine Erkrankung der Gallenblase brachte ihr die Erkenntnis, daß durch sehr fettarmes Essen die Zentimeter an Hüften und Oberschenkeln verschwanden. Das Ergebnis war ihre Spezialdiät *Schlanke Hüften, schlanke Beine* (Heyne Verlag, 07/4586). Das Buch erschien 1988 und wurde sofort zum Bestseller des Jahres. Im Herbst desselben Jahres wurde das Buch auch in Australien und Neuseeland veröffentlicht, wo es ebenfalls bald zur Nummer 1 aufstieg.

Rosemary Conley hat eine Begleitkassette und ein Video-Clip zu ihrem Buch produziert (nur in Großbritannien und Irland lieferbar). Sie ist auch eine erfahrene und beliebte Moderatorin von Sendungen, die sowohl landesweit als auch vom lokalen Radio und Fernsehen ausgestrahlt werden. Ferner gibt sie Gymnastik-Kurse im Holiday Inn in Leicester und in ihrer Wohnung.

Der Erfolg der Spezialdiät *Schlanke Hüften, schlanke Beine* führte zur Gründung des Rosemary Conley Unternehmens. Ihr Ehemann, Mike Rimmington, hat die Leitung des Vertriebs übernommen.

Ihr erstes Buch *Schlanke Hüften, schlanke Beine* erschien im Heyne Verlag unter der Bestellnummer 07/4586.

DANKSAGUNG

Mein Dank gilt insbesondere den Lesern und Anhängern meiner ersten Spezialdiät *Schlanke Hüften, schlanke Beine*, die mir so viele freundliche Briefe geschrieben haben und mir ihre Erfolge mitteilten, denjenigen, die die Fragebögen so gewissenhaft ausgefüllt haben und mir dadurch wertvolle Informationen vermittelt haben. Ich bin auch den Lesern sehr dankbar, die mir Rezepte geschickt haben.

Ich möchte auch der Firma JVC Consultants Ltd danken, deren Computer unersetzlich war bei der Auswertung der Daten aus den Fragebögen und bei der Zusammenstellung der Liste mit dem Fettgehalt der einzelnen Nahrungsmittel. Ohne ihre Hilfe hätte ich mein Buch nicht rechtzeitig abschließen können. Danken möchte ich auch meinen Verlegern von Arrow Books für ihre Hilfe und die gute Zusammenarbeit, und Lewis Mantus von der Media Angles Ltd, der eine so erfolgreiche Werbekampagne für mein erstes Diätbuch organisiert hat. Ich danke auch meiner Sekretärin, Diane, nicht nur für die endlosen Stunden, in denen sie für mich getippt hat, sondern auch für ihre Umsicht und ihre aktive Mitarbeit; und meinem lieben Ehemann, Mike, für seine unerschütterliche Liebe, Zusammenarbeit und Ermutigung in all den vielen Wochen, die ich beim Schreiben dieses Manuskripts verbrachte. Ich danke Euch allen.

Einleitung

Liebe Leser,

dieses Buch schrieb ich als Antwort auf all die Hunderte von Briefen, die ich nur wenige Wochen nach Veröffentlichung der Diät *Schlanke Hüften, schlanke Beine* erhielt.

Diese unglaublich wirksame Diät wurde ganz zufällig entdeckt. Ich stand vor der Wahl eines chirurgischen Eingriffs an der Gallenblase, um die Gallensteine entfernen zu lassen, oder eine sehr fettarme Diät zu befolgen. Ich entschied mich für die zweite Lösung und umging dadurch nicht nur das Skalpell des Chirurgen, sondern entdeckte auch eine Nebenwirkung der Diät, die man nur als Wunder beschreiben kann. Mein unproportionierter, birnenförmiger Körper begann sich zu verändern. Zum ersten Mal in meinem Leben verschwanden an meinen Hüften und Oberschenkeln Zentimeter um Zentimeter. Meine Schüler aus den Gymnastikstunden bekniten mich, ihnen die Diät zu verraten, und überraschenderweise hatten sie den gleichen Erfolg wie ich: sie nahmen an Körperstellen ab, an denen sich bei früheren Diäten nichts bewegt hatte.

Ich testete die Diät mit einer Gruppe Freiwilliger, die ich über einen Lokalsender rekrutierte, und 120 Männer und Frauen befolgten die Diät über einen Zeitraum von 8 Wochen. Es zeigte sich, daß diese Diät nicht nur Personen mit breiten Hüften zugute kam. Diejenigen, die einen großen Brustumfang hatten, nahmen da ab, andere mit einem rundlichen Bauch nahmen am Bauch ab. Ich glaube, daß diese Diät deswegen so wirksam ist, weil der Körper die überaus wertvolle Nahrung vollständig verwertet, während er den gängigen und ungesunden Schnellimbiß in Fettdepots ablegt. Im Report Nr. 28 über ›Diät und kardiovaskuläre Erkrankungen‹ des Gesundheitsministeriums wird dargelegt, daß die Reduzierung des täglichen Fettkonsums um ein Drittel *allen* Personen — unabhängig von Gewicht, Geschlecht, Alter und Gesundheitszustand — zugute kommen würde. Ich habe einmal gelesen, daß wir nur 6 Gramm Fett pro Tag brauchen, und dennoch verbrauchen die meisten Menschen im Westen durchschnittlich 130 Gramm. Meine Diät schreibt Ihnen nicht vor, daß Sie nur 6 Gramm Fett am Tag essen, jedoch wird der tägliche Fettverbrauch erheblich eingeschränkt. Während des Langzeitdiätprogramms wird die tägliche Fettmenge erhöht, sie liegt aber unter dem früheren Verbrauch.

Ernährungswissenschaftlich gesehen brauchen wir Fett für die Gewinnung von Energie und für die Absorption gewisser Vitamine. Da diese fettlöslichen Vitamine im Körper gespeichert werden können, besteht kaum das Risiko eines Mangels während der Diät. Ich empfehle jedoch allen, die die Diät befolgen, jeden Tag eine Multivitamintablette einzunehmen, um ganz sicher zu gehen, daß Sie genügend Vitamine zu sich nehmen. Während des Langzeitdiätprogramms ist jedoch die Einnahme von Vitamintabletten nicht mehr nötig.

Knapp drei Wochen nachdem das erste Buch erschienen war, überschwemmten unzählige Briefe meinen Briefkasten. Wörter wie ›unglaublich‹, ›fantastisch‹, ›verblüffend‹, ›überraschend‹ wurden gebraucht, um die Wirkung der Diät zu beschreiben. »Ich habe nach zwanzig Jahren meine jugendliche Figur wieder erlangt«, »Ich konnte es nicht glauben, daß die Diät so schnell und einfach wirken würde!« Es war wirklich wunderbar zu hören, wie gut die Diät bei allen anschlug.

In einigen Briefen, die ich erhielt, wurde auch der Wunsch nach mehr vegetarischen Gerichten und Essen zum Mitnehmen geäußert. Einige Leser hoben auch die förderliche Wirkung der Diät auf ihre Gesundheit hervor. Arthritis-Kranke wurden beweglicher und hatten weniger Schmerzen; Herz-Patienten erfuhren eine Verbesserung des Gesamtbefindens; bei vielen hatte sich die Verdauung verbessert und prämenstruelle Symptome verschwanden. Auch Gallenblasen-Patienten — und dies überrascht nicht — erfuhren eine erhebliche Erleichterung ihres Befindens. Mehr als 80 Prozent erklärten, daß sie sich nach der Diät *gesünder* fühlten. Ich dachte, ich müsse ein weiteres Buch schreiben, um diese Informationen und Hoffnungen weiterzugeben. Ich habe die Diät erweitert, um allen Bedürfnissen gerecht zu werden; das Kapitel mit den Rezepten enthält 100 Ideen für fettarme Gerichte und Snacks, die einem das Wasser im Mund zusammenlaufen lassen, und die Nahrungsmittelliste zeigte auf einen Blick den Fettgehalt von Hunderten von Nahrungsmitteln, so daß Sie schnell lernen werden, welche Gerichte Sie vermeiden müssen.

Nach endlosen Anfragen habe ich auch eine Kassette und ein Video-Clip mit Gymnastikübungen herausgegeben. Es gibt auch einen Diät-Fernkurs für diejenigen, die persönliche Unterstützung benötigen. Ich bin stets daran interessiert, Ihre Erfahrungen mit dieser Diät und Erfolgsmeldungen nach deren Beendigung zu erfahren. Wenn Sie einen Fragebogen ausfüllen möchten, schreiben Sie mir bitte mit einem frankierten Briefumschlag an die unten genannte Adresse. Ich möchte Ihnen dabei helfen, Ihre Traumfigur zu erlangen. Das Befolgen einer Diät war noch nie einfacher — es gibt genug zum Essen, es müssen keine Kalorien gezählt werden, und der Erfolg ist Ihnen sicher.

Mit den besten Wünschen,

Rosemary Conley
PO Box 4
Mountsorrel
Loughborough
Leicestershire
LE 12 7 LB
Großbritannien

P.S.
Es ist wichtig, daß Sie mit Ihrem Arzt Rücksprache halten, bevor Sie mit einer Diät beginnen oder Gymnastikübungen machen, insbesondere wenn eine medizinische Indikation vorliegt.

Maßtabelle

Datum	Gewicht	Brust	Taille	Hüfte	Größter Umfang	Oberschenkel, oben		Oberhalb des Knies		Oberarm		Bemerkungen
						L	R	L	R	L	R	

1

»Die Diät funktioniert!
Sie funktioniert wirklich!«

»Tausend Dank. Sie funktioniert! Sie funktioniert wirklich!« Steht im Brief von Lorna Cowley, nur einer von den vielen Briefen, die ich unmittelbar nach der Veröffentlichung von *Schlanke Hüften, schlanke Beine* im Januar 1988 erhielt. Cynthia Wall schreibt: »Ich habe nie gedacht, daß ich jemals behaupten würde, daß eine Diät wunderbar ist, aber sie ist es und ich fühle mich wunderbar!« Sie schreibt weiter, »bevor ich Ihr Buch am 21. Januar kaufte, waren meine Maße 96—86—107 cm, ich wog 73 kg, und ich hatte schon die Hoffnung aufgegeben, jemals mein riesiges Gesäß und meinen Hängebauch loswerden zu können. Bereits am 31. Januar konnte ich meine neue Figur im großen Spiegel nicht genug bewundern. Meine neuen Maße lauteten 96—81—100 cm und ich wo 70 kg. Mein Verlobungsring, den ich jahrelang nicht tragen konnte, paßte zu meiner großen Freude letzte Woche wieder! Probeweise zog ich am gleichen Tag meinen Badeanzug an und mein neues Aussehen verblüffte mich.« Audrey Bewley aus North Yorkshire schreibt: »Ich habe Ihre Spezialdiät befolgt: jedes Wort ist wahr — der Speck ist von den zähesten Stellen meines Körpers weg. Ich liebe diese Diät.«

Ich *wußte,* daß meine Diät funktionierte. Sie hatte bei mir geklappt, und nachdem ich sie mit meiner ersten Versuchsgruppe auf den Prüfstand genommen hatte, hatte ich keinerlei Zweifel mehr hinsichtlich ihrer Wirksamkeit. Die Ergebnisse waren wirklich verblüffend. Als der *Sunday Express* Auszüge aus meinem Buch veröffentlichte, war ich ganz aufgeregt. Ich hatte nie Zweifel an der Wirksamkeit meiner Diät, aber ich wußte, daß es nicht leicht war, die Medien zu überzeugen. *Diese* Diät war anders. *Diese* Diät funktionierte. Bei *dieser* Diät fühlte man sich wohl — nicht so gereizt wie bei anderen. Und sie verringerte *tatsächlich* das Gewicht an Körperstellen, wo andere Diäten nichts bewirkten.

»Warum hat niemand diese Diät schon früher entdeckt?«, wurde ich während meiner Werbekampagne oft gefragt. Bezeichnenderweise hat diese Diät schon bei vielen anderen gewirkt, aber sie waren sich der Veränderung ihres Körpers nicht bewußt. Ich hatte das große Glück, daß alle äußeren Umstände günstig waren. Lassen Sie mich das erklären. 1986 bekam ich Gallensteine und stand vor einer Operation. Da ich gerade mein eigenes Geschäft aufzog, konnte ich es mir nicht leisten, sechs Wochen frei zu nehmen, um den operativen Eingriff vornehmen zu lassen. Der einzige Weg, die Chirurgie zu umgehen, führte über eine weitgehend fettfreie Diät. Also entschloß ich mich dazu! In meinem Beruf als Sportlehrerin mußte ich hautenge Hosen und Strumpfhosen tragen. Bei 1,57 m war ich mit 54 kg nicht gerade übergewichtig, aber mein riesiges Gesäß und meine Donnerschenkel ließen mich weit gewichtiger aussehen, als ich tatsächlich war. Folglich, als diese peinlichen Zonen plötzlich schlanker wurden, während der Körper sonst unverändert blieb, wurden meine Schüler neugierig und baten mich, dieses Geheimnis mit ihnen zu teilen. Ich tat es, und die Diät funktionierte auch bei ihnen.

Da ich bereits mehrere Bücher über Schlankheitsproble-me, Gymnastik und positive Lebenseinstellung veröf-fentlicht hatte, lag es auf der Hand, daß ich ein Buch über meine wunderbare Diät schreiben würde. Mir war klar, daß ich detaillierte Informationen über deren Er-folgsquote brauchen würde, um die breite Öffentlichkeit (und meinen Verleger) von meiner Diät überzeugen zu können. Da ich regelmäßig beim Lokalsender als Mode-ratorin tätig war, bat ich meine Zuhörer, die Diät auszu-probieren. Sie taten es, und es klappte auch bei ihnen. Tatsächlich berichteten 89 Prozent, an den Körperstellen abgenommen zu haben, an denen sie es besonders ge-wünscht hatten. Es war sehr aufregend, ihre Kommenta-re zu lesen, ihre veränderten Maße zu sehen, von ihrem Wohlbefinden zu erfahren und zu wissen, daß sie nie-mals hungrig waren. Es war unglaublich, wie positiv sie alle waren. Es war wunderbar.

Mein Verleger fand das ebenso aufregend wie ich. Ver-träge wurden eilig aufgesetzt und unterzeichnet, und vier Monate später hatte ich das Buch beendet. Ich kann mich entsinnen, wie ich das Manuskript per Einschreiben wegschickte und bei mir dachte — ich *weiß,* daß es ein Bestseller wird.

Zwei Wochen nach der Veröffentlichung kam mein Buch in die Sachbuch-Bestsellerliste der Taschenbücher — auf Platz 1. Ich konnte es nicht fassen! Es blieb eine weitere Woche auf Platz 1 — fiel dann auf Platz 2 und 3 zurück, kam wieder auf Platz 1 und führte über 6 Monate die Bestsellerliste an. Die Verleger legten das Buch neu auf, und den Lesern gelang es, an Gewicht und Umfang zu verlieren.

Nach etwa einem Monat erreichten mich die ersten Brie-fe — viele ermutigende Briefe. Die Leser schrieben, daß sie es einfach nicht fassen konnten, daß die Diät genauso funktionierte, wie ich es behauptet hatte. Sie konnten die Veränderung ihrer Figur nicht glauben. Sie konnten nicht glauben, daß diese Diät wirkte, obwohl sie anscheinend mehr als sonst aßen. Hier sind einige Auszüge aus den Briefen.

Jo Higham schreibt:

»Liebe Rosemary,
ich muß Ihnen einfach schreiben — ich bin ja so erfreut. Ich las im *Sunday Express* von Ihrer fettarmen Diät und befolgte sie — ein Zentimeter nach dem anderen verschwindet!
Ich bin 50 Jahre alt. Ich sitze nie herum. Ich bin im wesentlichen schlank, wenn man von Bauch, Hüften und Oberschenkeln absieht.
Ich bekam in vier Jahren vier Kinder und am Ende bekam ich Oberschenkel, die eine Reiterhose ausfüllten. Ich habe Diäten und Gymnastiken gemacht, und habe abgenommen — im Gesicht, um die Brust, aber nie vom Bauch abwärts. Ich habe meine Figur immer gehaßt, habe mich danach gesehnt, Hosen tragen zu können, hätte gern an Fitneß-Kursen teilgenommen, ohne daß mich jedoch jemand sieht. Ich liebe die Sonne — aber ich brauchte immer einen geschützten Ort fernab von den Menschen am Strand! Ich saß in meinem eigenen Garten und hatte immer einen Wickelrock griffbereit, um mich zuzudecken, falls jemand kommen sollte. Ich konnte keine engen Röcke tragen.
Zu Beginn dieses Winters räumte ich meinen Kleiderschrank aus und beschloß, mich mit meinen breiten Hüften abzufinden. Ich wollte mich unter meiner Kleidung verstecken, mit vielen schwarzen Röcken. Zum Sonnenbaden würde ich heuer Kleider tragen. Dann kam Ihr Artikel in der Zeitung — ich bin überglücklich! Ich war schokoladesüchtig und habe in den letzten acht Wochen nicht mehr ›gesündigt‹ — und man sieht's.

Ich muß Ihnen einfach sagen, daß ich ganz begeistert bin. Ich habe bei mir zwar nicht Maß genommen, aber ich weiß, wie ich vorher war — ich habe 8 cm an den Hüften, 8 cm vom größten Umfang und ›eine ganze Menge‹ an den Oberschenkeln abgenommen. Ich habe 8 kg abgenommen, aber diesmal an der richtigen Stelle. Danke.«

Auf meine Bitte hin, ihren Brief veröffentlichen zu dürfen, schreibt mir Jo zwei Wochen später folgende Zeilen: »Sie haben meine Erlaubnis, aus meinen Briefen zu zitieren und meinen Namen anzugeben. Ich bin so glücklich mit dieser Diät — ich bin jetzt auf 56,5 kg herunter — ich bin noch nie unter die 57-kg-Grenze gekommen. Mit viel Mühe ist es mir in den vergangenen Jahren gelungen, bis 59 kg abzunehmen. Ich finde es so aufregend: mein größter Umfang beträgt jetzt 104 cm — er war über 114 cm, als ich mit der Diät begann. Mein Ziel ist nun, im Urlaub Hosen tragen zu können. Ich habe seit meinem Teenager-Alter keine Hose mehr angehabt.«

Zu dem Zeitpunkt hatte ich bereits den Fragebogen aufgestellt, so daß ich Jo ein Exemplar schickte. Es war ein wunderbares Gefühl, den ausgefüllten Fragebogen zu lesen. Jos Maße waren jetzt 89—63—95 cm! Sie hatte weiter abgenommen und bei einer Größe von 1,59 m hatte sie nun eine schöne, schlanke Figur. Sie schrieb: »Ich habe von 66 kg auf 55 kg abgenommen. Meine Hoffnung war es, Hosen anziehen zu können. Dies ist mir gelungen und gestern habe ich mir Shorts gekauft! Sie können sich nicht vorstellen, was für eine Errungenschaft dies für mich ist.«

Frau D. Taylor aus Kent schreibt:

»Liebe Rosemary,
ich möchte Ihnen sagen, daß ich in der siebten Woche Ihrer Spezialdiät bin und bereits 6,5 kg abgenommen habe. Meine Figur hat sich wieder normalisiert und meine Zellulitis ist fast völlig verschwunden, und darüber hinaus habe ich mich seit Jahren nicht mehr so fit gefühlt. Ich habe Ihr Buch unzähligen Bekannten empfohlen und auch sie sind vom Ergebnis ihrer Bemühungen begeistert. Ich genieße jede Mahlzeit, und während ich früher öfter nach Toffees und Plätzchen langte, vermisse ich sie heute überhaupt nicht.«

Als Antwort auf meine Bitte, ihren Brief veröffentlichen zu dürfen, schreibt Frau Taylor weiter:

»Seit meinem letzten Brief an Sie habe ich mein Idealgewicht erreicht und befolge nun das Langzeitdiätprogramm, ist das nicht wundervoll!«

2

Keine Völlerei mehr!

Die Briefe, die ich erhielt, sprachen Bände. Es war natürlich wunderbar, zu hören, wie erfolgreich alle waren, aber in einigen Briefen wurde ich um Erklärungen zu bestimmten Punkten gebeten. Mir wurde klar, daß ich bei der Liste mit dem täglichen Nährwertbedarf hätte angeben müssen, daß es sich um Mindestmengen handelt. Ich hätte auch genauer erklären müssen, warum die Größe mancher Portionen nicht angegeben war. Ich hatte nicht ausreichend auf Vegetarier Rücksicht genommen und es gab nur wenige Snacks zum Mitnehmen. Es war klar, daß ein ergänzendes Buch notwendig wurde.
Im ersten Buch hatte ich es absichtlich vermieden, Mengenangaben zu den einzelnen Nahrungsmitteln zu machen, es sei denn, sie sind fetthaltig, z. B. Huhn, Fisch, Fleisch. Obst und Gemüse können in beliebigen Mengen verzehrt werden, damit der Hunger gestillt wird, während gleichzeitig auf das leidige Kalorienzählen verzichtet werden kann. Ich glaube, daß Kalorienzählen zu Völlerei führt. Wir können mit einer eingeschränkten Diät im Laufe des Tages fertig werden, gegen Abend haben wir jedoch unsere Tagesration aufgegessen und die Aussicht auf einen mageren Abend überfordert uns. Wir naschen anfangs nur ein wenig, dann geht die Völlerei

richtig los. Wir werfen das Handtuch und sagen uns: »Also, ab morgen fange ich richtig an!«

Ich habe früher ganz fürchterlich gevöllert — ich tu's heute noch ein wenig, aber nur *sehr* selten. Seitdem ich meine fettarme Diät befolgt habe, habe ich herausgefunden, daß ich Unmengen essen kann und keine Entbehrung verspüre wie bei früheren Diäten. Deshalb habe ich absichtlich nicht angegeben, wie groß die Pellkartoffel sein soll. Wenn Sie eine 350-g-Kartoffel essen (was ziemlich viel ist), werden Sie sich später nicht aufs Essen stürzen, essen und genießen Sie sie. Nach einer Weile werden Sie herausfinden, daß Sie keine so große Kartoffel *brauchen,* nachdem Sie jeden Tag eine essen dürfen, wenn Sie es wünschen. Nach und nach werden Sie die Portionen sorgfältiger auswählen. Sie werden beim Essen entspannter sein. Ihr Vertrauen in Ihre Willenskraft wird steigen und Sie werden sich besser fühlen. Das gleiche gilt für Reis oder Pasta. Essen Sie genug, bis Sie Befriedigung verspüren.

Es gibt nichts Schlimmeres für jemanden, der abnehmen will, als vom Tisch aufzustehen und nicht ganz satt zu sein. Wenn Sie dies tun, werden Sie sich beraubt fühlen und sich der Gefahr der Versuchung aussetzen. In der Regel koche ich etwas mehr Gemüse, so daß ich meinen Magen füllen kann, wenn ich noch Hunger verspüre.

Ich habe einen riesigen Appetit, mit dem ich stets Leute schockiere, die mit mir essen. Ich esse so viel wie die meisten Männer, und wenn Sie sich überlegen, daß ich mit 1,57 m ziemlich klein bin, bin ich der lebendige Beweis dafür, daß diese Diät *wirklich* funktioniert. In diesem Zusammenhang ein Wort der Warnung — wenn Ihr Fortschritt bei meiner Diät allzu langsam ist, dann liegt das wahrscheinlich an der Größe der Portionen, also behalten Sie sie im Auge.

Aus einigen Kommentaren meiner Leser konnte ich schließen, daß sie ihre früheren schlechten Eßgewohnheiten seit Aufnahme der Diät vollständig ändern konnten. Ich wollte den Grund dafür genau wissen und sah entsprechende Fragen in meinem Fragebogen vor, den alle interessierten Personen ausfüllen konnten.

Ich fragte, ob sie vor dieser Diät je gevöllert hätten: 70 Prozent antworteten mit Ja, der Rest mit Nein. Dann wollte ich wissen, ob sie während der Diät gevöllert hätten: 20,2 Prozent gaben an, gelegentlich zu völlern, 77 Prozent aßen nie zuviel, 1 Prozent völlerte weiterhin, der Rest beantwortete die Frage nicht.

Das Phänomen der Völlerei erscheint mir ganz außergewöhnlich zu sein und interessiert mich sehr. Völlerei ist meiner Meinung nach der Hauptgrund für Übergewicht. Und doch findet das meiste Völlern während des Versuchs, eine Abmagerungskur zu machen, statt! Dies hört sich wie ein Widerspruch an, aber es kommt so oft vor, daß jemand eine Diät beginnt, um ein paar Pfund abzunehmen, und bevor er sich versieht, hat er tatsächlich *zugenommen*. Unmittelbar nach meiner ersten Eheschließung wollte ich 6,5 kg abnehmen. Davon brachte ich 5,5 kg weg, gab mich einer Völlerei hin, war wütend auf mich und geriet in Panik — ich verließ die Schlankheitsgruppe, die ich besuchte, aus Schamgefühl und legte innerhalb von fünf Wochen wieder alles Gewicht zu, plus weitere 6,5 kg! Wie oft ist schon so etwas vorgekommen? Millionenfach — und alles nur weil man sich während einer Diät des Essens beraubt fühlt. Warum also völlerten die meisten Anhänger meiner Diät *nicht*?

63,6 Prozent von denjenigen, die meinen Fragebogen ausgefüllt hatten, führten ihren Erfolg mit dieser Diät, verglichen mit früheren Versuchen, auf die Tatsache zurück, daß sie ausreichend essen konnten.

Ich fragte meine Freiwilligen, was ihrer Meinung nach

die angenehmsten Aspekte meiner Diät waren. Ich bot zehn Optionen an und Raum für zusätzliche Anmerkungen, und bat sie, Noten von 1 bis 10 in der Reihenfolge ihrer Präferenz zu vergeben, wobei 1 die beste und 10 die schlechteste Note ist.

Dies ist das Ergebnis in der Reihenfolge ihrer Präferenz:

① Reichlich zum Essen

② Kein Kalorienzählen

③ Freiheit der Menüwahl

④ Kein Abwiegen von Nahrungsmitteln

⑤ Drei Mahlzeiten am Tag

⑥ Beliebig viel Gemüse essen

⑦ Kartoffeln essen

⑧ Brot essen

⑨ Reichlich Obst essen

⑩ Abendessen mit drei Gängen

Daraus erkennt man deutlich, daß der fehlende Hunger und die Einfachheit der Diät der Schlüssel zum Erfolg sind.

Mit diesen Informationen bewaffnet, können wir uns nun logisch mit der Völlerei auseinandersetzen. Ich glaube, wir führen einen persönlichen Krieg zwischen uns selber und der Diät. Wir empfinden Hunger, und die normale Abmagerungskur sagt uns: »Pech gehabt, du hast schon deine Kalorien gegessen.«

Wir entgegnen: »Ich will keinen Hunger haben. Warum sollte ich hungern? Vergiß es, ich werde essen, und zwar das, was ich will!« Und wir stopfen uns das kalorienreichste Essen, dessen wir habhaft werden können, zwischen die Zähne. Es wird beinahe zu einem Wettrennen, so viel Essen wie möglich hinunterzuwürgen, bevor uns die Diät wieder in ihren Fesseln hält. Während einer solchen Freßorgie wollen wir das Beste draus machen — Rosinen aus dem Küchenschrank, Eiscreme aus der Tiefkühltruhe, Käse aus dem Kühlschrank, Brot mit Konfitüre, Kekse (auch die, die wir nicht mögen) — einfach *alles*! Wir denken nie: »Ich werde Eier mit Speck essen«, denn die Zubereitungszeit ist zu lang. Wir wollen das Essen *jetzt* haben. Außerdem denken wir, daß wir ja nur ein wenig essen werden … aber es bleibt nie bei diesem ›wenig‹, weil es eine fiese, täuschende, glatte schräge Bahn ist, auf der wir abwärts gleiten, immer schneller, weg von aller Vernunft und gesundem Menschenverstand. Oftmals sind wir uns dessen gar nicht bewußt, was wir tun. Hinterher sind wir über uns selbst wütend. Wenn Sie je gevöllert haben, wissen Sie, was ich meine.

Also ist die Vermeidung von Freßorgien der Schlüssel zum Erfolg, wenn wir eine Reduktionsdiät machen wollen; vor allem, wenn wir unser Ziel erreichen wollen.

Eine meiner Leserinnen, Linda Wood, schreibt:

»Ich habe ein stärkeres Selbstbewußtsein, weil ich weiß, daß ich weiter abnehmen werde, während ich mich weiterhin so gesund ernähre. Ich habe den Eindruck, daß diese Diät eine neue Eßkultur für mich darstellt. Sie funktioniert bei mir ganz eindeutig und ich fühle mich um Tonnen leichter. Und ich habe keine Schuldgefühle mehr wegen der Völlerei!
Ich möchte Ihnen herzlich danken.«

Diese Diät verhindert in der Tat Hungergefühle, die meist zu Völlerei führen. Und wenn Sie diese Freßsucht besiegen können, seien Sie versichert, daß Sie Ihr Idealgewicht für immer behalten können.

Auch Frau J. W schreibt:

»Meine einst allabendlichen Freßorgien scheinen nun ausgemerzt zu sein in dem Maße, in dem sich meine geistige Einstellung verbessert hat. Ich danke Ihnen, daß Sie es mir ermöglicht haben, mich wie ein junges Küken zu fühlen!«

3

»Ja – diese Diät führt tatsächlich zu schlanken Hüften und schlanken Beinen!«

Nach meiner eigenen Erfahrung mit der Diät und nachdem ich die Ergebnisse mit meiner ursprünglichen Versuchsgruppe gemacht hatte, gab es für mich keine Zweifel, daß diese Diät *tatsächlich* zu schlanken Hüften und
schlanken Beinen führte. Während meiner Werbekampagne wurde ich häufig nach der *eigentlichen* Wirkung
dieser Diät befragt. »Man nimmt selbstverständlich an
Problemstellen ab, wenn man lang genug fastet«, pfleg-
ten sie zu sagen. Ja, das stimmt, aber man nimmt auch
dort ab, wo man es nicht möchte, beispielsweise an der
Brust.
Ich war entschlossen, es allen zu beweisen, daß meine
Diät *tatsächlich* funktionierte, und es gab genügend Leute, die mich dabei unterstützten. Anhänger der Diät waren von ihrem Erfolg so überwältigt, daß sie mir in Briefen ihre Erfahrungen und wundersamen Zentimeter-Ver-
luste mitteilten; bei jeder Telefonaktion im Radio rief
mich jemand an, um mir zu sagen, wie ausgezeichnet
die Diät gewirkt hätte — Gewichtsverlust genau dort, wo
ich es vorhergesagt hatte.

Hier sind einige Auszüge aus den vielen Briefen, die ich erhalten habe.

Schwester Janet Farrar schreibt:

»Nicht nur ich bin von dieser Diät und ihren Ergebnissen beeindruckt; auch meine Kolleginnen (ich bin Krankenschwester) waren so überrascht, daß viele von ihnen die Diät mit ebenfalls überragenden Ergebnissen befolgt haben.

Ich habe jahrelang Tanz- und Gymnastikkurse gehalten und trozt aller sportlicher Betätigung ist es mir nie gelungen, meine riesigen Oberschenkel in erkennbarem Maß zu reduzieren — bis jetzt. Ich habe vor, anschließend das Langzeitdiätprogramm zu befolgen und allen Menschen von der guten Wirkung dieser Diät zu erzählen.«

Jo Hodgart schreibt:

»Obwohl ich nicht allzuviel abgenommen habe, hat sich mein Umfang erheblich verringert, wobei praktisch nichts von der Brust weg ist.«

Bei früheren Abmagerungskuren, sagt Jo, ist ihr Busen völlig verschwunden.

Frau J. P. N. schreibt:

»Wie Sie dem Fragebogen entnehmen können, kann ich mit 49 kg kaum als übergewichtig bezeichnet werden. Ich hatte jedoch an den Hüften Fettpolster wie Satteltaschen, die sich während meiner letzten Schwangerschaft vor über vierzehn Jahren entwickelt haben. Es erschien unmöglich, dieses Fett loszuwerden, selbst durch Fastenkuren — durch die es mir lediglich gelang, meinen Busen zum Verschwinden zu bringen! Als ich dann von Ihrer Spezialdiät hörte, beschloß ich, es wieder mal zu versuchen, obwohl ich sehr skeptisch war. Sie können sich

27

vorstellen, wie ich mich fühlte, als das Fett vor meinen Augen buchstäblich verschwand. Ich bin vom Ergebnis begeistert. Ich muß ehrlicherweise sagen, daß ich die Diät nicht buchstabengetreu befolgt habe, ich habe sie vielmehr an meine Bedürfnisse angepaßt. Es gab nicht genug dreigängige Abendessen für mich, aber ich hielt mich strikt an die fettarme Diät und ich werde mich auch künftig daran halten.«

Ann Burton schrieb mir, daß sie ihr ganzes Leben lang schon an den Hüften abnehmen wollte — aber Abmagerungskuren waren gleichbedeutend mit weniger Busen und einer schmaleren Taille. Nachdem sie mein Buch gelesen hatte, beschloß sie, der Diät eine Chance zu geben. Innerhalb von sieben Wochen hat sie 5,5 kg abgenommen und ihr Ziel erreicht.

»Ich war überrascht in Anbetracht der Unmengen, die ich eigentlich verdrückte, und ich hatte selten Hungergefühl zwischen den Mahlzeiten. Ich habe eigentlich nicht den Eindruck, daß ich eine Abmagerungskur mache — ich esse vernünftig und gesund. Ich habe 10 cm vom Hüftumfang eingebüßt und 10 cm von den Oberschenkeln.
Ich passe nun in Kleider, die mir früher zu eng waren, andererseits sind mir jetzt viele Kleider zu weit.«

Joanne Goulding schreibt:
»Ich dachte, ich müßte Ihnen schreiben, um Ihnen zu sagen, wie erfolgreich ich mit Ihrer Spezialdiät war, und um Ihnen meinen Dank auszusprechen.
Da ich nicht eben Übergewicht hatte oder fett war, war ich ganz verblüfft, daß ich abnahm, und zwar an den richtigen Stellen.«

Joanne hat nun um Brust und Taille 2,5 cm weniger, um die Hüften 7,5 cm, der größte Umfang ist um 9 cm kleiner, jeder Oberschenkel um 6 cm und oberhalb des Knies sind es 6 cm weniger. Bei 1,56 m konnte sie von 54 kg auf 50 kg abnehmen — was für ihre Größe ideal ist.

Valerie Cousins schreibt:

»Ihre Spezialdiät hat mein Leben vollkommen verändert. Ich bin ziemlich klein (1,57 m) und hatte kein übermäßiges Übergewicht (60 kg). Jetzt habe ich 55 kg. Ich befolge Ihre Diät seit sieben Wochen und ich bin entschlossen, auch weiterhin am Ball zu bleiben. Man sagt mir, ich sehe um Jahre jünger aus, und das verdanke ich nur Ihnen. Anscheinend habe ich auch mehr Selbstvertrauen, seitdem ich meine Teenager-Figur wiedererlangt habe. Vielen Dank.«

Ich bat Valerie, meinen Fragebogen auszufüllen. Zu dem Zeitpunkt wog sie nur noch 54 kg. Es war erkennbar, daß sie nichts von ihrem Brustumfang verloren hatte (81 cm), aber in der Taille um 5 cm weniger hatte, nämlich 66 cm. Von ihrem größten Umfang — Gesäß und Oberschenkel — waren herrliche 11 cm bzw. 10 cm weg, so daß sie jetzt jugendliche 90 cm um die Hüften maß. Sie kommentierte folgendermaßen:

»Ich kann jetzt Jeans anziehen; ich fühle mich wieder wie ein Teenager. Ich habe mit der Diät nicht aufgehört, weil ich meine Figur weiter verbessern möchte, und Sie haben mich in meinem Entschluß bestärkt. Ich habe nicht mehr die Absicht, mein Brot wieder fingerdick mit Butter zu bestreichen — ich habe gar nicht das Bedürfnis danach. Diese Diät ist wirklich zu meinem neuen Lebensstil geworden.«

Barbara Jones schreibt:

»Diese Diät hat eine so bemerkenswerte Wirkung hinterlassen, insbesondere an Hüften und Oberschenkeln, daß ich ständig nette Bemerkungen ernte. Viele Leute sind sofort losgezogen, um sich das Buch zu kaufen. Ich fühle mich fitter und gesünder, und man sagt mir, ich sehe jünger aus. Ich habe im richtigen Verhältnis abgenommen, und obwohl ich noch etwas Übergewicht habe (ich möchte noch 3 kg abnehmen), habe ich jetzt eine ausgewogenere Figur, die mich schlanker erscheinen läßt. Ich hatte nie das dringende Bedürfnis zu völlern oder die Diät abzubrechen, obwohl wir unseren gesellschaftlichen Verpflichtungen nachgekommen sind und oft auswärts gegessen haben. Ich glaube, diesmal wird es leichter sein, mein Gewicht zu halten.«

Sharon Rice schreibt:

»Bevor ich mit dieser Diät begann, hatte ich etwas Übergewicht, und obwohl ich dreimal die Woche ins Fitneßstudio gehe, gelang es mir nicht, das Fett von Hüften und Gesäß wegzutrainieren; die Fettpolster am Gesäß waren die schlimmsten. Der Trainer meinte, daß es die schwierigsten Stellen seien, schlug aber einige Übungen vor, die ich hunderte Male wiederholen sollte. Ich machte die Übungen sehr ausdauernd, bis Ihr Buch erschien, und siehe da! Durch die Kombination von Diät und Übungen begannen die Fettpolster wegzuschmelzen.

Am meisten gefiel mir an der Diät, daß ich viele verschiedene Sachen essen konnte. Dies paßte sehr gut in mein Fitneßtraining, anders als alle anderen Diäten. Ich trainiere fast dreimal die Woche jeweils eineinhalb Stunden, so daß ich an den Tagen, an denen ich nicht trainierte, die ›leichteren‹ Gerichte aussuchte, d.h. viel Obst und Salat, und an Tagen mit Training, wenn ich etwas Sättigendes brauchte, entschied ich mich für die ›schwereren‹ Gerichte, z.B. Brot, Pellkartoffeln, überbackene Bohnen (Baked beans), etc. Dadurch habe ich beständig abgenommen — und auch nicht wieder zugenommen.

Darüber hinaus haben sich meine Eßgewohnheiten erheblich gebessert, obwohl ich die Diät nicht mehr befolge. Ich vermisse nicht die Butter am Brot — es ist keine Notwendigkeit mehr — und auch nicht meine wöchentliche Portion fritierten Fisch mit Pommes frites — viel zu fett. Am schwersten ist es, die ›verborgenen‹ Fette in Keksen, Plätzchen und dergleichen zu umgehen, aber ich arbeite hart an mir.
Meine Haare und meine Haut haben sich erheblich verbessert.«

Lynn Cook schreibt:

»Ich wiege jetzt 64,5 kg und wundersamerweise ist das Gewicht von allen richtigen Stellen weg. Von meinen Hüften sind 6 cm weg, 4 cm von jedem Oberschenkel und 2,5 cm in der Taille. Als ich früher versuchte, durch Kalorienzählen abzunehmen, nahm ich an der falschen Stelle ab, und von den erlaubten Mengen wurde ich nicht satt. Durch Ihre Diät bin ich selten hungrig und genieße das Essen.«

Eine Woche später füllte Lynn einen Fragebogen aus, aus dem hervorging, daß sie nach sieben Wochen insgesamt 5,5 kg abgenommen hatte. An den Hüften war sie von 104 cm auf 97 cm gekommen, am größten Umfang von 106 cm auf 99 cm. Der Brustumfang war nur um 1 cm kleiner (jetzt 86 cm). Zusammenfassend sagte sie:

»Ich glaube, daß diese Diät meine Eßgewohnheiten revolutioniert hat und daß ich das Langzeitdiätprogramm ständig befolgen werde (mit den gelegentlichen Unterbrechungen, wenn ich im Restaurant esse, und dann brauche ich keine Schuldgefühle zu haben).«

Wie wichtig ist doch dieser letzte Kommentar: Ich brauche keine Schuldgefühle zu haben, wenn ich im Restaurant esse.

Janet Lea schreibt:

»Ich möchte Ihnen herzlich danken, daß Sie mich inspiriert haben, etwas für meine Figur zu tun. Ich hatte mein ganzes Leben lang einen ausgesprochen birnenförmigen Körper und ein großes Gesäß, das mich immer sehr unglücklich gemacht hat; und ich habe immer durch Abmagerungskuren und Training versucht, dies zu ändern. Obwohl ich nicht wirklich Übergewicht habe, hatte ich stets Schwierigkeiten, mir Kleider zu kaufen, und ich behielt diese Birnenform mit einer starken Zellulitis an den Oberschenkeln, die in Shorts und Badeanzug sehr unansehnlich war. In dem Maß, in dem ich älter wurde (ich bin jetzt 42), empfand ich es schwerer, Abmagerungskuren zu machen, und wenn ich die Kalorien reduzierte, wurde mir schwindlig und ich konnte die Diät nicht länger als drei oder vier Tage durchhalten. In den letzten drei Jahren ist es mir überhaupt nicht mehr gelungen, irgendeine Diät zu machen, und hatte mich damit abgefunden, meine Birnenform für immer zu behalten.

Ich las einen Artikel über Rosemary Conley und ließ mich von so etwas wie einer Geistesverwandtschaft inspirieren. Ich dachte bei mir, daß ich dieser Diät die letzte Chance geben würde. Überraschenderweise war sie leicht zu befolgen, äußerst angenehm und ich war überhaupt nicht hungrig. Freunde und Arbeitskollegen waren von meinem Gewichtsverlust begeistert und meine neue Figur wurde zum Hauptgesprächsthema — und ich habe tatsächlich immer noch Schwierigkeiten damit, daß ich jetzt Größe 38 trage, während ich vorher plumpe 40 trug. Meine Freunde machen ständig nette Bemerkungen über meine neue Figur.

Da ich als Sekretärin arbeite, muß ich viel sitzen, und ich bin überrascht, wie die Zellulitis verschwunden ist. Meine Oberschenkel sind recht schlank geworden im Vergleich zu früher und ich würde nicht mehr zögern, Shorts oder Badeanzug zu tragen, ohne ständig am Beinausschnitt zu zupfen. Ich habe den Eindruck, attraktiver zu sein, und ich bin mit meiner neuen Figur sehr glücklich.«

Janet hat in acht Wochen 7,5 kg abgenommen und 5 cm an Brustumfang, 10 cm an Taille und Hüften und 6 cm von jedem Oberschenkel eingebüßt.

Veronica Jarvis schreibt:

»Ich habe mich sehr wohl gefühlt und kann bereits erkennen, wie die Zentimeter verschwinden. Früher fühlte ich mich ausgelaugt und kraftlos, aber jetzt, selbst nach einem schweren Arbeitstag, bin ich noch bei Kräften. Obwohl ich noch liebend gern an den Hüften abnehmen möchte, sehe ich schon viel besser aus.«

Während ich das Manuskript noch einmal durchlas, erhielt ich von Mary Hamilton einen ausgefüllten Fragebogen. Ich muß die Ergebnisse hier anführen, weil sie gar so gut sind.
Mary hat in 14 Wochen 15,5 kg abgenommen, sie ist 1,57 m groß und wiegt jetzt 62 kg. Sie hat 6 cm vom Brustumfang, 10 cm von Taille, Hüften und ihrem größten Umfang, 6 cm vom linken und 9 cm vom rechten Oberschenkel abgenommen. Die folgenden Zeilen schrieb Mary auf die Rückseite des Fragebogens.
»Seitdem ich fünf Jahre alt war und meine Mandeln entfernt wurden, bin ich dick. Das niedrigste Gewicht, das ich je hatte, war 60,5 kg. Das höchste 73 kg. So begann ich, Ihre Diät zu befolgen. Meine Oberschenkel waren wahrlich riesig. Selbst mein Mann pflegte zu sagen, daß er ein Vermögen verdienen würde, wenn es ihm gelänge, Schweine mit Schenkeln wie meinen zu züchten! Heute ist der 26. Juni, und ich wiege 60,5 kg. Insgesamt habe

ich 12,5 kg abgenommen, obwohl ich gelegentlich ge-
mogelt habe. Meine Oberschenkel sind immer noch etwas dick, aber ich kann schon Hosen anziehen, ohne
völlig lächerlich auszusehen. Mein Ziel ist es, auf 54 kg
oder möglicherweise 51 kg zu kommen, dann müßten
meine Oberschenkel normal aussehen — hoffentlich.
Das Schönste ist, wenn Leute zu mir sagen: ›Du hast abgenommen, nicht wahr.‹ Ich bin sehr stolz, daß ich das
geschafft habe. Alle Witze darüber, daß ich keine steilen
Stufen hinuntergehen soll, weil ich sonst mit dem Gesäß
anstoße, gehören der Vergangenheit an, dank Ihrer Diät.
Hoffentlich gelingt es mir, weiterzumachen und weitere
6,5 kg abzunehmen. Wer weiß, vielleicht gelingt es mir
sogar, Jeans Größe 36 anzuziehen.«

Durch die ausgefüllten Fragebögen erhielt ich den Beweis, daß die Pfunde von den üblicherweise zähesten
Stellen verschwanden. Und ich erhielt auch Antworten
auf viele andere nützliche Fragen.
*95 Prozent der Befragten waren von der Wirkung meiner
Diät überrascht.* Ich stellte die Frage: »Wie war Ihre Re-
aktion nach Beendigung der Spezialdiät?« Fast die Hälfte
(46,8 Prozent) war ›verblüfft‹, fast ein Drittel (31 Prozent)
war ›angenehm überrascht‹, während der Rest (22,2 Prozent) ›zufrieden‹ war. *Keiner* war enttäuscht.
Die Hitliste der Körperteile, deren Veränderung am be-
deutendsten war, sieht folgendermaßen aus (manche Leute haben mehr als eine Körperstelle angekreuzt):

Hüften	69 %	Brust	16,4 %
Taille	45,6 %	Andere	5,3 %
Oberschenkel	43,3 %	Knie	4,7 %
Bauch	33,9 %	Arme	3,5 %

Bei aller Vorstellungskraft ist dies ein ziemlich erstaunli-
ches Ergebnis. Die Zahlen sind sogar besser als bei mei-

nem ersten Versuch. Da die im Buch beschriebene Diät, verglichen mit dem ursprünglichen Test, erheblich erweitert worden war, hatten die Teilnehmer mehr Freiraum bei der Wahl der Speisen und folglich eine höhere Erfolgsrate.

Es war interessant zu sehen, daß von den 16,4 Prozent, die um die Brust abgenommen haben, 15 Prozent auch tatsächlich abnahmen.

Die Daten aus den zurückgesandten Fragebögen wurden in einen Computer eingegeben, so daß ich durchschnittliche Zentimeterverluste errechnen konnte. Bei den folgenden Zahlen wurde nicht berücksichtigt, ob die Teilnehmer männlich oder weiblich waren, schlank oder dick. Eine einfache Durchschnittsrechnung ergab folgende Zahlen:

	Abgenommene cm
Brust	4
Taille	6
Hüften	6
Größter Umfang	6
Oberschenkel	5
Knie	2,5

Der durchschnittliche Gewichtsverlust betrug 1 kg pro Woche, die durchschnittliche Diätdauer acht Wochen.

Dieses Ergebnis war berauschend, insbesondere weil viele Teilnehmer zugaben, sich nicht ganz genau an den Diätplan gehalten zu haben, und andere nur einige Zentimeter abnehmen wollten. Jeder Arzt würde zustimmen, daß der ideale Gewichtsverlust bei 0,5—1,0 kg in der Woche liegt. Dies hat wunderbar geklappt! Sie werden jedoch in einem späteren Kapitel sehen, daß die besten Ergebnisse von denjenigen erzielt wurden, die sich streng an den Diätplan gehalten haben.

Einige der ersten Anhänger meiner Diät hielten mich weiterhin auf dem laufenden mit den Fortschritten ihres Abnehmens. Jo Higham, zum Beispiel, schrieb mir erneut im Mai:

»Ich begann Ihre Diät Ende Januar und wog 66 kg; jetzt habe ich 52 kg. Ich war schon immer sehr energisch, aber jetzt habe ich mehr Energie denn je. Meine Eßgewohnheiten haben sich völlig geändert und das Fett schmolz weg — alles von meinem Gesäß und den Oberschenkeln! Mein Ehrgeiz war es, Hosen zu tragen, und es ist mir gelungen: ich trage jetzt Größe 36.
Mit 51 Jahren fühle ich mich wie neugeboren, sehr viel fitter und voller Energie.«

Sie können sich meine schiere Begeisterung vorstellen, wenn ich solche herzerfrischenden Zeilen lese. Und ich glaube, daß Frau K. B. genau das von sich sagte, was viele von Ihnen dieses Jahr denken:

»Ich werde mit dieser Diät fortfahren in der Hoffnung, daß ich zum erstenmal am Strand meine Beine ohne Verlegenheit vorzeigen kann!«

Schließlich schreibt Mary Coppins-Brown:

»Es ist eine wahre Freude, enge Kleider ohne Ausbuchtungen an Hüften und Oberschenkeln tragen zu können und beim Gürtel das erste anstelle des letzten Loches benützen zu können! Ich danke Ihnen, daß Sie mich an Ihrer Diät haben teilnehmen lassen.«

Auf den folgenden Seiten habe ich eine aktuelle Liste mit allen abgenommenen Kilos und Zentimetern zusammengestellt, wobei es sich nur um eine kleine Auswahl von Frauen handelt, die den Fragebogen ausgefüllt haben. Ich habe überall die Altersgruppen angegeben. Namen wurden dort angeführt, wo die Erlaubnis dafür bestand. Die Tabelle zeigt die abgenommenen Zentimeter und den letzten Brustumfang, woraus eindeutig ersichtlich ist, daß Sie durch diese Diät im Brustumfang wenig abnehmen, wenn Sie einen kleinen Busen haben.

Nicht alle haben viele Kilos abgenommen, manche haben mehr an Umfang als an Gewicht eingebüßt. Kathleen Frake, zum Beispiel, hat nur 1,5 kg abgenommen, aber sie hat 2,5 cm weniger um die Brust, 11 cm weniger in der Taille, 10 cm weniger an den Hüften und je 4 cm weniger an den Oberschenkeln! Ich weise auch immer wieder darauf hin, daß sich die Leute wegen der Waage nicht allzu große Sorgen machen sollen — sondern vielmehr die Mühe auf sich nehmen sollten, bei sich Maß zu nehmen. Dabei möchte ich Sie daran erinnern, daß am Anfang dieses Buches eine Maßtabelle für Sie eingefügt wurde.

Name	Altersgruppe	Diätdauer in Wochen	Abgenommenes Gewicht (kg)	Abgenommene cm von:		
				Brust	Taille	Hüfte
Veronica Jarvis	45—54	8	5	8	9	8
Jill Davies	35—44	6	4,5	0	6	15
Ruth Pike	45—54	10	9,5	1	8	10
Susan Davies	25—34	8	11	5	9	10
Janet Lawrence	45—54	8	7,5	2,5	3	8
Mrs. B. B.	45—54	8	7,5	5	6	6
Mrs. V. E.	35—44	6	9	0	5	8
Janet Lea	35—44	8	7,5	5	10	10
Maxine Mansfield	23	16	12,5	2,5	10	10

| Größten Umfang | Abgenommene cm vom: | | | | Brustumfang am Ende der Diät (cm) | Körpergröße (m) | Gegenwärtiges Gewicht (kg) |
	Oberschenkel L.	Oberschenkel R.	Knie L.	Knie R.			
8	5	6	3	3	95	1,73	69
12,5	11	11	8	8	86	1,66	65,5
8	5	5	1	1	86	1,60	60,5
11	5	4	2,5	4	99	1,58	72,5
8	9	9	4	4	85	1,58	60
6	8	8	0	0	86	1,63	57
0	8	8	0	0	89	1,65	55,5
9	6	6	1	0	89	1,63	53
12,5	8	8	5	5	86	1,68	53,5

Name	Altersgruppe	Diätdauer in Wochen	Abgenommenes Gewicht (kg)	Abgenommene cm von:		
				Brust	Taille	Hüfte
Jeanne Dennett	45—54	8	3,5	0	8	7
Miss J. W.	35—44	10	12,5	2,5	9	6
Mrs. A. C.	45—54	10	10,5	5	12,5	10
Mrs. A. Burton	35—44	7	5	1	6	6
Mrs. R. P.	45—54	8	16	5	10	10
Mrs. J. W.	35—44	6	5,5	8	6	8
Jackie Hadley	25—34	17	14	10	11	11
Mrs. S. W.	45—54	14	12,5	4	10	28
Meinir Jerman	45—54	8	4,5	2,5	6	9

	Abgenommene cm vom:				Brustumfang am Ende der Diät (cm)	Körper-größe (m)	Gegen-wärtiges Gewicht (kg)
Größten Umfang	Ober-schenkel L.	Ober-schenkel R.	Knie L.	Knie R.			
9,5	8	8	5	5	86	1,55	57
5	5	7	0	0	91	1,70	68,5
12,5	10	10	2,5	2,5	91	1,65	73
6	6	6	1	1	85	1,60	51
15	8	8	4	4	86	1,58	57,5
6	6	8	1	1	102	1,71	72,5
0	9,5	9,5	5	4	83	1,53	49,5
17	12,5	14	10	11	97	1,68	82,5
6	9	8	2,5	1	99	1,66	70

Name	Altersgruppe	Diätdauer in Wochen	Abgenommenes Gewicht (kg)	Abgenommene cm von:		
				Brust	Taille	Hüfte
Elizabeth Mill	55—64	10	9	9	15	10
Pauline Perry	35—44	8	8,5	10	12,5	12,5
Mrs. D. Taylor	45—54	9	8	2,5	8	6
Alma Carwithen	55—64	9	7	8	5	8
Avril Daley	55—64	10	6,5	8	8	5
Doris Langley	65—74	8	10	10	8	10
Angela Round	35—44	11	5	1	6	9
Jeanne Ford	45—54	7	6,5	10	11	11
Barbara Jones	35—44	8	11	8	8	10

Größten Umfang	Abgenommene cm vom:				Brustumfang am Ende der Diät (cm)	Körper-größe (m)	Gegen-wärtiges Gewicht (kg)
	Ober-schenkel L.	Ober-schenkel R.	Knie L.	Knie R.			
5	5	8	3,5	3,5	94	1,68	71,5
20	5	2,5	9	6	91	1,68	70
10	8	6	5	3,5	86	1,65	57
0	8	8	0	0	99	1,50	60,5
15	6	4	2,5	2,5	99	1,65	71
10	5	6	4	2,5	91	1,63	61
9	6	7	2,5	2,5	94	1,66	58,5
9	3	3	3	3	91	1,63	67
10	6	6	5	4	96	1,70	70

Name	Altersgruppe	Diätdauer in Wochen	Abgenommenes Gewicht (kg)	Abgenommene cm von:		
				Brust	Taille	Hüfte
Janet Farrar	35—44	9	10	6	6	10
Kathleen Frake	45—54	8	1,5	2,5	11	10
Pamela Smith	25—34	8	11	8	9	12
Maureen Watkins	55—64	8	8	8	10	6
Nancy Watson	65—74	9	7,5	6	10	6
Rachel Barnacle	25—34	8	3	1	2,5	4
Edward Bean	55—64	10	11	10	12,7	15
Gill Muir	25—34	8	6,5	4	2,5	8
Catherine Pike	15—24	18	19	7,5	11	11

	Abgenommene cm vom:				Brustumfang am Ende der Diät (cm)	Körpergröße (m)	Gegenwärtiges Gewicht (kg)
Größten Umfang	Oberschenkel L.	Oberschenkel R.	Knie L.	Knie R.			
9	7	8	2	4	92	1,61	64,5
5	4	4	2,5	2,5	89	1,63	57
18	11	12	8	9	86	1,66	62
9	5	4	2	2	91	1,59	58,5
8	5	4	2,5	2,5	96	1,69	71
8	8	8	4	4	81	1,68	52
15	8	8	4	4	107	1,93	100
9	5	5	4	4	85	1,65	57
15	12,5	12,5	5	5	94	1,75	71

4

Die Spezialdiät
für Männer

Einige Wochen nachdem die Diät veröffentlicht wurde, sprach ich mit dem stellvertretenden Chefredakteur des *Sunday Express*. Er sagte: »Ich habe die Diät befolgt, seitdem Sie mir ein Exemplar Ihres Buches gegeben haben und habe 6 kg abgenommen, und zwar genau dort wo ich es wollte — um den Bauch. Wir Männer haben die Diät deshalb in ›Bauch- und Po-Diät‹ umbenannt.« Männer müssen sich keine Sorgen um breite Hüften machen, da sie in der Regel nicht an dieser Stelle Fett anlegen — es trifft fast immer die Bauchgegend. Während Frauen ›Donnerschenkel‹ und ›Schwangerschaftshüften‹ haben, leiden die Männer an ›Bierbauch‹.

An meinen früheren Tests hatten nur drei Männer teilgenommen, aber diesmal gab es viele Ehepaare, die mir von ihren Erfolgen spontan schrieben. In meinen Antworten (ich habe allen geantwortet, die mir geschrieben haben) bat ich sie, einen Fragebogen auszufüllen. Die Ergebnisse waren wunderbar. Hier sind nur einige Beispiele.

Evelyn Eaglestone teilte mir mit, daß sie und ihr Mann sich einig darüber waren, daß diese Diät ideal für sie sei.

»Wir können es einfach nicht glauben, daß wir so reichlich und gut essen können und trotzdem abnehmen.« Evelyns Mann, Stanley, hat 7 kg und an der Taille 10 cm abgenommen (er hat nur dieses eine Maß genommen). Evelyn ist um verblüffende 9,5 kg leichter, hat 2,5 cm weniger um die Brust, 5 cm weniger an der Taille, 7,5 cm weniger an Hüften und am größten Umfang und 5 cm an den Oberschenkeln. Sie sagt: »Durch andere Diäten war ich niedergeschlagen und hungrig, so daß ich mir sagte ›Das Leben ist zu kurz, um all dies zu ertragen‹, und ›Lieber würde ich mich überfressen, als den Hungertod zu sterben‹, aber Ihre Diät ist die beste von allen. Ausreichend essen *und* abnehmen! Was könnte man sich mehr wünschen?«

Frau J. B. erklärte, ihr Mann, der an Bluthochdruck leide, habe sich ihr bei der Diät angeschlossen. »Er hat 8 kg abgenommen und fühlt sich seither besser.« Sie berichtete auch, daß sie schon bei früheren Gelegenheiten abgenommen habe mit Hilfe eines Schlankheits-Clubs, aber das Gewicht, das sie dabei verlor, ging nicht an den Stellen weg, an denen sie es wollte. Familie und Freunde hatten immerzu Bemerkungen darüber gemacht, daß ihr Gesicht zu schmal wurde, nicht aber dieses Mal. »Meine Schwester fragte mich, welche Diät ich diesmal gemacht habe, und sie ging sogleich los, um sich das Buch selbst zu besorgen.«

Ein Ehepaar, das anonym bleiben möchte, schreibt:

»Wir müssen gestehen, daß wir zum ersten Mal eine Diät so lange ohne Schwierigkeiten durchgehalten haben — wir wollen beide 6,4 kg abnehmen und hoffen, daß wir es schaffen.«

Nach acht Wochen hatte der Ehemann 5,5 kg und die Ehefrau 4 kg abgenommen.

Ich war besonders glücklich, einen Brief von der Frau eines Vikars zu erhalten und zu erfahren, daß sie und ihr Ehemann meine Diät befolgt hatten. Frau K., die Frau des Vikars, schrieb mir folgendes:

»Ich habe das Gefühl, Ihnen von unserem Erfolg unbedingt schreiben zu müssen. Sowohl mein Mann als auch ich haben in der gleichen Woche, in der der Artikel im *Sunday Express* erschien, mit der Diät begonnen. Sobald das Buch erschien, konnten wir uns näher damit befassen. Unser beider Figur hat sich buchstäblich verändert!

Ich habe 5,5 kg abgenommen, fast alles von den Hüften, von 119 auf 104 cm, 5 cm sind von der Taille weg. Mein Mann ist um 8 kg leichter und muß nun Hosenträger tragen, damit er seine Hosen nicht verliert.

Das beste dabei ist, abgesehen davon, daß man an der richtigen Stelle abnimmt, daß es kein Kalorienzählen gibt. Wo immer wir auch sind, können wir bestimmte Lebensmittel vermeiden oder einschränken, und meistens ist es gar nicht erkenntlich, daß wir überhaupt eine Diät machen. Deswegen nenne ich sie auch die *stille Diät*!

Nachdem wir so sichtbar abgenommen haben, sind viele Leute an der Diät interessiert, und ich bin ziemlich sicher, daß in diesem Sommer viel Fett in unserer Gemeinde wegschmelzen wird.«

Frau K. hat 2,5 cm um die Brust abgenommen und hat jetzt 91 cm im Brustumfang, 5 cm in der Taille und 15 cm an den Hüften. Nach acht Wochen war Frau K. um 7 kg leichter, während Pfarrer K. 9,5 kg abgenommen hat.

Zum Thema *stille Diät* schrieb eine Dame:

»Erstaunlich erfolgreich. Mein Mann ist ein großer Esser und jede Diät, die ich versuchte, war zum Scheitern verurteilt, weil er dachte, daß ich verhungern würde. Diese

Diät kann ich nun befolgen, ohne daß er etwas davon merkt.

Ich habe in den ersten Tagen 3 kg abgenommen, dann eine Woche lang gar nichts, danach aber beständig und langsam. In den nächsten zehn Tagen muß ich die Diät modifizieren, weil wir Gäste bekommen und ausgehen, aber es wird mir bestimmt gelingen, alles Fett zu umgehen, ohne daß mir jemand hineinredet. Ich fühle mich ausgezeichnet, ich kann mich beugen und schnell gehen, und die Arthritis in meinen Knien hat sich wesentlich verbessert. Nachdem ich mein erstes Ziel erreicht habe, zu Ostern 6,5 kg leichter zu sein, strebe ich nun die 79 kg an und schließlich möchte ich 67 kg erreichen. Ich bin Ihnen so dankbar — der Gewichtsverlust ist ja schon begnadet, aber noch besser ist es, daß Hüften und Taille wieder sichtbar werden.

Ich habe Ihre Diät zwei Freundinnen weitergegeben und sie wollten mir nicht so recht glauben; sie haben beide je 3,5 kg abgenommen und haben ihre Worte gern zurückgenommen.«

Veronica Jarvis hatte ihre Diät allein angefangen, zwei Wochen später jedoch stieg ihr Mann auch ein:

»Uns beiden geht es gut und selbst Besucher waren überrascht, wie gut wir aßen, so daß sie der Spezialdiät-Brigade beitraten. Tausend Dank.

P.S.: Wir haben gar nicht den Eindruck, eine Diät zu machen. Wir sind erstaunt, wie schnell wir uns daran gewöhnt haben.«

Ken Williams war einer der wenigen Männer, der den Kommentarteil des Fragebogens selbst ausgefüllt hat. Er schreibt:

»Ich las Ihr Buch, nachdem meine Frau es besorgt hatte.

Sie begann mit der Diät und zur moralischen Unterstützung machte ich mit. Ich hatte kein Übergewicht mit 71 kg. Doch dann war ich über den Gewichtsverlust von 4 kg überrascht, und alles ohne unerwünschte Nebenwirkungen! Ihr Buch enthält vernünftige Anregungen für einen gesunden Körper.«

Herr Edward Bean schreibt:

»Ich empfehle dieses Buch jedem. Ich machte die Bekanntschaft Ihrer Spezialdiät während eines Besuchs bei einem Freund in London. Seine Frau war immer schon eine rundliche Person. Sie können sich meine Verwunderung vorstellen, als ich plötzlich einer jugendhaften Dame gegenüberstand. Mein Entschluß war sofort gefaßt und ich begann auf der Stelle mit der Diät.«

Margaret und Douglas Hirst schreiben:

»Nachdem ich von den glühenden Berichten über Ihre Spezialdiät hörte, dachte ich, daß das genau das Richtige für meinen Mann und mich sei. Das war vor sechs Wochen. Mein Mann ist jetzt um 6 kg leichter — von 95 kg auf 89 kg, alles von seinem riesigen hervorstehenden Bauch. Ich habe 3,5 kg abgenommen — von 60,5 kg auf 57 kg. Wir genießen jedes Ihrer Gerichte und fühlen uns zwischen den Mahlzeiten nie hungrig — obwohl wir uns gelegentlich nach Schokolade sehnen.«

Frau Hirst berichtet ferner, daß ihr Mann eine Operation am Herzen hinter sich hat, so daß eine fettarme Diät für ihn ideal ist.

»Ich fühle mich um 100% besser, seitdem ich mit dieser Diät begonnen habe. Sehen Sie, ich pflegte eine große Packung Rennies im Monat einzunehmen. Seit dieser Diät habe ich nicht eine Tablette gebraucht!«

Herr R. E. hat sein ganzes Übergewicht verloren — hervorragende 9,5 kg. Er hat jetzt 6 cm weniger um die Brust, 5 cm weniger um die Taille und 6 cm weniger um die Hüften. Frau E. hat vergleichsweise wenig abgenommen, aber sie hat einen schmalen Knochenbau und ist nur 1,47 m groß. In elf Wochen hat sie 6,5 kg abgenommen und wiegt jetzt 52 kg. Sie war überrascht, daß sie an den Hüften 11 cm weniger hatte und je 5 cm an jedem Oberschenkel. Sie berichtete, wie flach ihr Bauch geworden war. Als ich die folgenden Zeilen las, mußte ich lächeln:

»Mein Mann sagt mir, daß ich aufgehört habe zu schnarchen, seitdem ich diese Diät mache — er ist begeistert!«

5

Iß dich gesund!

Wenn ein Raucher an Lungenkrebs stirbt, wird das arme Opfer stets für seinen Tod verantwortlich gemacht. »Es überrascht mich nicht, daß sie früh ins Grab gekommen ist, sie hat, solange wie ich sie kenne, vierzig Zigaretten am Tag geraucht, und das sind auch wieder dreißig Jahre her« und »Was erwarten Sie, sie hat ihr Lebtag geraucht — sie ruhe in Frieden« sind gängige Urteile derjenigen, die zurückbleiben.

Es ist sicher wahr, daß Rauchen — zusammen mit anderen Faktoren — diese Krankheit auslösen kann. Der Punkt ist aber, daß Lungenkrebs von jedermann *unmittelbar* mit Rauchen in Verbindung gebracht wird.

Andererseits, stirbt jemand an Herzinfarkt, wird ohne weiteres akzeptiert, daß die Ursache erblich ist. »Er hat sich einmal zu oft übernommen«, oder am häufigsten war es ›eben Pech‹. Wir wurden noch nicht ausreichend dahingehend erzogen, daß wir das Risiko, an der Krankheit mit der häufigsten Todesfolge in der westlichen Welt zu sterben, erheblich reduzieren könnten, wenn wir alle Vorsorgemaßnahmen hinsichtlich vernünftiger Ernährung und guter Gesundheitspflege beachten würden. Je eher wir uns daran halten, um so besser für alle Betroffenen.

Keine andere Krankheit fordert so viele Opfer — doch wieviele Menschen sind sich der Risikofaktoren bewußt?

Würden Sie zwanzig Männer oder Frauen auf der Straße fragen, was sie zur Vermeidung von Herzerkrankungen tun könnten, würden sie antworten: »Mehr Bewegung, und Margarine statt Butter essen.« Wir wissen wahrlich sehr wenig über diese gefählichste Krankheit.

Unter den vielen Typen von Herzerkrankungen kommt am häufigsten die Koronarinsuffizienz vor, die tragischerweise zu Herzinfarkt führt. Und so entsteht sie:

Das menschliche Herz ist etwa faustgroß und besteht aus blutgefüllten Muskeln. Es zieht sich etwa siebzigmal in der Minute zusammen, um das Blut durch den ganzen Körper zu pumpen. Das Herz muß ständig mit Sauerstoff versorgt werden, den es aus dem Blutstrom erhält. Die Sauerstoffversorgung für das Herz besorgen die sogenannten Koronararterien, das sind kleine Blutgefäße, die vom großen Blutkreislauf getrennt sind. Diese verzweigen sich von der Aorta, der Hauptarterie, in feinste Arterien, die über die ganze Herzoberfläche verteilt sind.

Die Probleme entstehen in den Jugendjahren eines Erwachsenen, wenn die Wände dieser Koronararterien enger werden. Die Verengung wird durch fetthaltige Ablagerungen verursacht, die den Blutstrom zum Herzen beeinträchtigen oder behindern, wenn sie zu umfangreich werden und die Koronararterien dadurch zu eng. Dieser Zustand heißt ›Koronarinsuffienz‹.

Die Krankheit hat zwei Formen, Angina pectoris und Herzinfarkt. Es kommt zu einer Angina, wenn sich die Koronararterien nur allmählich verengen, und man bemerkt die Krankheit erst, wenn das Herz schwerer als üblich arbeiten muß. Die Symptome dafür sind krampfhafte Schmerzen in der Brust, die sich bis in den Nacken, die Schultern, die Arme und sogar bis zum Kiefer ziehen können. Angina unterscheidet sich wesentlich vom Herzinfarkt, da nach einer kurzen Ruhephase wieder Wohlbefinden eintritt. Sie kann durch Medikamente geheilt oder unter Kontrolle gehalten werden, in schweren Fällen kann der Schaden durch einen chirurgischen Eingriff behoben werden.

Zu einem Herzinfarkt kommt es, wenn der Blutstrom in einer der Koronararterien plötzlich blockiert wird und die Blutzufuhr zum Herzen praktisch abgeschnitten ist. Die Verstopfung der Arterie wird in der Regel von einem Blutgerinnsel verursacht, das sich in einer bereits verengten Arterie bildet. Diese Krankheit heißt Koronarthrombose. In schweren Fällen führt diese Verstopfung der Arterie zum Herzstillstand. Wenn das Herz nicht innerhalb weniger Minuten wieder anfängt zu schlagen, stirbt der Patient, und in fünfzig Prozent aller Herzattacken mit tödlichem Ausgang stirbt das Opfer innerhalb von dreißig Minuten.

Symptomatisch ist ein stechender Schmerz in der Brust, der sich auch in Nacken, Armen oder Kiefer ausbreiten kann und mehrere Stunden anhält. Übelkeit, Schwindelgefühl und Schwächeanfälle sind oft Begleiterscheinungen.

Es gibt viele Faktoren, die unsere Bereitschaft für Herzerkrankungen erhöhen. Dazu gehört nicht nur unsere Familiengeschichte, unser Geschlecht und das Alter, wir müssen auch berücksichtigen, ob wir körperlich aktiv sind, wieviel Streß wir ertragen müssen, ob wir rauchen oder nicht, was wir essen, und, sehr wichtig, ob wir übergewichtig sind.

Bevor ich mich der Diät und dem Übergewicht zuwende, möchte ich noch die anderen Faktoren besprechen, die zu Herzerkrankungen führen können.

Personen, in deren Familiengeschichte Herzerkrankungen vorkommen, sind zweifellos einem größeren Risiko ausgesetzt. Es liegt auf der Hand, daß sie ganz *besonders* Vorsorgemaßnahmen treffen sollten, um die Risikofaktoren auf ein Minimum zu reduzieren. Es besteht kein

Zweifel daran, daß mit zunehmendem Alter das Risiko eines Herzinfarkts größer wird. Die Verengung der Arterien, die zu Angina und Herzinfarkt führen kann, nimmt im Alter zu. Dabei neigen Männer eher zu Herzerkrankungen als Frauen. Tatsächlich ist bei einem Mann Ende Vierzig die Wahrscheinlichkeit, an einem Herzinfarkt zu sterben, fünfmal größer als bei einer Frau gleichen Alters. Es wäre falsch, wenn sich Frauen verhältnismäßig ›sicher‹ fühlen würden, denn nach der Menopause verliert die Frau die Schutzwirkung ihrer Hormone, so daß die Wahrscheinlichkeit, daß sie herzkrank wird, nahezu gleich groß ist wie bei einem Mann. In den letzten Jahren gab es sogar eine Häufung von Herzerkrankungen bei dreißigjährigen und vierzigjährigen Frauen.

Rauchen kann das Risiko, an Herzinfarkt zu sterben, verdoppeln, und bei starken Rauchern ist die Wahrscheinlichkeit, jung zu sterben, größer. So ist zum Beispiel bei einem Mann über Fünfzig, der mehr als zwanzig Zigaretten am Tag raucht, die Wahrscheinlichkeit *viermal* größer, ein Herzleiden zu bekommen, als bei einem Nichtraucher gleichen Alters. Frauen, die rauchen, sind dem gleichen Risiko ausgesetzt wie Männer und sie sind sogar noch mehr gefährdet, wenn sie über fünfunddreißig sind und die Pille nehmen. Die Antwort darauf muß lauten, daß man das Rauchen aufgibt — und sobald Sie das tun, wird sich das Herzinfarktrisiko verringern. Sie können dadurch innerhalb von wenigen Jahren das Risikoniveau eines Nichtrauchers erreichen. Es genügt jedoch nicht, weniger Zigaretten oder Zigaretten mit niedrigerem Kohlenstoffwert zu rauchen, um sich vor Herzerkrankungen zu schützen.

Der Grund, weshalb das Zigarettenrauchen negative Auswirkungen auf das Herz hat, liegt darin, daß das Nikotin im Tabakrauch den Blutdruck erhöht. Dabei verringert das Kohlenstoffmonoxid im Zigarettenrauch den

Sauerstoffgehalt im Blut, so daß das Herz schwerer arbeiten muß, obwohl weniger Sauerstoff zugeführt wird. Das Rauchen beschleunigt auch die Entstehung des Belags in den Herzarterien. Das Rauchen ist in jeder Hinsicht negativ — angefangen von den Schäden, die es Ihrer Gesundheit und der Gesundheit der ›passiven Raucher‹ zufügt, bis hin zum üblen Geruch.

Eine Vielzahl von Herzerkrankungen könnte auch dadurch verhindert werden, daß jeder über Fünfunddreißig regelmäßig seinen Blutdruck kontrollieren läßt. Der Blutdruck ist der Druck, den Herz und Arterien anwenden, um das Blut durch den Körper zu pressen. Wenn wir sitzen oder ruhen, bleibt unser Blutdruck auf einem konstanten Ruhepegel. Dieser Pegel steigt in Abhängigkeit von unserer Tätigkeit und dem Blutbedarf, der an einer bestimmten Stelle benötigt wird, zum Beispiel in den Muskeln bei körperlicher Betätigung oder im Gehirn bei geistiger Arbeit. Sobald diese Tätigkeiten eingestellt werden, kehrt der Blutdruck zum normalen Pegel zurück.

Man spricht von Bluthochdruck, wenn der Blutdruck im Ruhezustand höher ist als normal. Während Bluthochdruck bei jungen Menschen selten vorkommt, ist er bei über Fünfunddreißigjährigen alltäglich, was zweifellos durch eine ungesunde Lebensweise hervorgerufen wird — zu viel Essen, zu viel Alkohol, zu viel Salz in den Speisen, Rauchen, mangelnde Bewegung, zu viel Streß. Leider wissen die meisten Menschen gar nicht, daß sie Bluthochdruck haben, weil man ihn eigentlich nicht *spürt.* Aber Bluthochdruck läßt das Herz schwerer arbeiten, was wiederum zu Herzerkrankungen führt. Es besteht auch die Gefahr eines Schlaganfalls, wenn ein Blutgerinnsel im Gehirn entsteht und die Blutversorgung unterbrochen wird.

Es ist gut zu wissen, daß der Blutdruck wesentlich unterstützt werden kann, indem wir unser Gewicht auf ein korrektes Maß reduzieren, nicht zu viel Alkohol trinken, aufhören zu rauchen, weniger Salz essen, uns mehr bewegen und lernen, uns zu entspannen.

Streß und Angst sind oftmals selbst auferlegt. Ich glaube, daß man jedes Problem lösen und in einen Vorteil umwandeln kann, wenn man es nur vernünftig und bedacht angeht. Wenn man Streß ignoriert, führt er nicht nur zu physischen Störungen wie Herzerkrankungen, Bluthochdruck, Geschwüren und Asthma, sondern auch zu einer Reihe von psychischen Krankheiten, bei denen Schlaflosigkeit, Depression und Reizbarkeit nur die frühen Symptome sind. Andererseits, wenn wir unterbelastet sind, können wir lethargisch und müde werden, und psychosomatische Krankheiten können auftreten. Ein gewisses Maß an Streß ist deshalb ein wichtiger Bestandteil unseres alltäglichen Lebens. Er hält uns in Schwung.

Obwohl körperliche Bewegung überlicherweise als wichtigster Faktor für die Erhaltung eines gesunden Herzens verfochten wird, wird diese Empfehlung oft mißverstanden. Wenn ein übergewichtiger Mann um die Fünfzig, der ein starker Raucher ist, der einer stressigen Arbeit nachgeht und in dessen Verwandtschaft Herzerkrankungen vorliegen, beschließen würde, ›etwas für seine Gesundheit zu tun‹ und zum ersten Mal nach zwanzig Jahren einen Kollegen zu einem Squash-Spiel einlädt, täte er damit das Wirksamste, um einen Herzinfarkt herbeizuführen. Sein Herz wäre einfach nicht in der Lage, mit der Anstrengung fertig zu werden. Das Herz wird am meisten von solchen Übungen profitieren, welche die Kondition aufbauen — die Fähigkeit weiterzumachen, ohne nach Luft zu schnappen. Die Kondition hängt von der Leistungsfähigkeit unserer Muskeln und unseres Kreislaufs ab, wobei der wichtigste Muskel das Herz ist.

Regelmäßige und mäßige Bewegung, wie zum Beispiel flottes Gehen, ist die Antwort für den oben genannten

Herrn. Sobald er über eine bessere Kondition verfügt, wird er in der Lage sein, schwierigere Übungen zu machen, aber der Schlüssel dazu ist Maßhalten. Golf spielen oder mit dem Hund spazierengehen ist für jeden eine ideale Form der Bewegung, und die frische Luft wird darüber hinaus auch wohltuend sein. Zum Aufbau der Kondition kann auch etwas Anstrengenderes wie Schwimmen, Radfahren oder rhythmische Gymnastik nützlich und angenehm sein. Regelmäßige Übungen dieser Art verbessern die Ausgewogenheit von Fettstoffen im Blut, verringern den Blutdruck im Ruhezustand und stärken den Herzmuskel. Was immer wir auch beschließen zu tun, es muß auf lange Sicht angelegt sein. Ein irrer Spurt extremer körperlicher Betätigung zwei Wochen im Jahr kann nur schaden. Es ist deshalb wichtig, eine Art von Betätigung zu finden, der wir zwei- bis dreimal in der Woche gerne nachgehen, und das ein Leben lang.

Nun zum Problem der Fettleibigkeit. Fettleibigkeit kann ebenfalls das Risiko für Herzerkrankungen erhöhen, nicht ursächlich, sondern wegen der vielen Begleiterscheinungen, die mit Sicherheit zu Herzerkrankungen führen (Bluthochdruck und Diabetes sind die häufigsten). Je mehr Übergewicht man hat, um so größer ist die Wahrscheinlichkeit, daß man an Bluthochdruck und Diabetes erkrankt. Oft wurden Teilnehmer meiner Schlankheitskurse von ihren Ärzten an mich empfohlen, damit ihre Patienten abnehmen, um auf diese Weise den Blutdruck zu senken. Sobald sie weniger wiegen, geht auch ihr Blutdruck auf ein normales Maß zurück.

Es bestehen kaum Zweifel, daß unsere Fettleibigkeit in erster Linie darauf zurückzuführen ist, daß wir zu viel vom Falschen gegessen haben. Mit anderen Worten, zu viele fette und süße Nahrungsmittel, die eindeutig sehr kalorienhaltig sind — Brot mit viel Butter, Unmengen gebratener Speisen, Sahnetorten, Kekse, Schokolade, Kartoffelchips, usw. Die Art Essen, die übergewichtige Leute lieben.

Das Fett in unserer Nahrung ist nicht nur für die extra Zentimeter an unseren Hüften verantwortlich. Es kann auch den Blutcholesterinspiegel in die Höhe treiben. (Siehe die Nahrungsmittel in Kapitel 11, die einen hohen Choleringehalt haben.) Cholesterin ist eine natürliche Substanz im Blut, die weitgehend aus dem Fett in der Nahrung gebildet wird, die wir zu uns nehmen, wobei der Körper bestens in der Lage ist, einen angemessenen Vorrat anzulegen. Wenn wir mit unserer täglichen Nahrung viel Fett essen, haben wir einen hohen Cholesterinspiegel. Dies kann die Bildung von Ablagerungen in den Arterien beschleunigen, die wiederum zu Bluterkrankungen führen. Deshalb birgt ein hoher Blutcholesterinspiegel ein erhöhtes Risiko, Probleme mit dem Herzen zu bekommen.

Es wurde schon so viel über gesättigte und ungesättigte Fette gesprochen, daß die meisten Menschen davon gehört haben. Wenige verstehen jedoch, worum es dabei geht. Der Unterschied zwischen den beiden Arten liegt in ihrer chemischen Zusammensetzung, und obwohl ich nicht auf langwierige Einzelheiten über das Verhältnis zwischen Kohlenstoff- und Wasserstoffatomen eingehen möchte, die die Art der Fettsäure ausmachen, so möchte ich doch hervorheben, daß Fett nicht eine einfache Verbindung ist, sondern in vielen Formen vorkommt. Alle Fette bestehen aus Fettsäuren: einige davon sind gesättigte Fettsäuren, alle anderen sind ungesättigte Fettsäuren, und diese enthalten die besondere Gruppe der mehrfach ungesättigten Fettsäuren. Unterschiedliche Fette haben eine unterschiedliche Zusammensetzung aus verschiedenen Fettsäuren. Manche bestehen überwiegend aus gesättigten und andere aus mehrfach ungesättigten Fettsäuren.

Für unser Herz sind die gesättigten Fettsäuren der größte Feind. Wenn wir zu viele Lebensmittel essen, die einen hohen Gehalt an gesättigten Fettsäuren haben, steigt unser Blutcholesterinspiegel, und dies wiederum erhöht das Risiko einer Herzerkrankung. Gesättigte Fette kommen überwiegend in tierischen Produkten vor, wie zum Beispiel Sahne, Butter, Eier, Innereien und im Fett von Fleisch und Geflügel. Deshalb empfehlen wir zum Beispiel fettreduzierte Butter oder Margarine, die einen hohen Anteil an mehrfach ungesättigten Fettsäuren haben.

Es wäre jedoch ein Fehler, den Verbrauch von Nahrungsmitteln zu *erhöhen,* die einen hohen Anteil an mehrfach ungesättigten Fettsäuren haben, in dem Glauben, daß sie ›uns gut tun‹. Wir müssen bedenken, daß wir normalerweise in unserem Körper genügend Cholesterin selbst produzieren können und daß die mehrfach ungesättigten Fette die gleichen Kalorien haben wie die gesättigten Fette — so daß sie beim Abnehmen in keiner Weise hilfreich sind.

So kommen wir zu dem Schluß, daß es unserer Gesundheit und nicht zuletzt unserer Figur zugute kommen wird, wenn wir die Aufnahme *aller* Fette reduzieren werden. Und obwohl man nicht mit letzter Sicherheit behaupten kann, daß Herzerkrankungen dadurch entstehen, daß wir zu viel Fett essen, wurde in jüngsten Untersuchungen beobachtet, daß bei Menschen, die große Mengen Fett verbrauchen, Herzinfarkte häufiger vorkommen als bei Menschen, die eine fettarme Diät befolgen. Es wäre ein leichtes, daraus zu schließen, daß Fett tatsächlich zu Herzerkrankungen führen kann, aber wegen der vielen anderen Faktoren, die berücksichtigt werden müssen, ist eine solche Vereinfachung nicht möglich. Es *ist* jedoch eine allgemein anerkannte Tatsache, daß der reduzierte Verbrauch von Fett in unserer täglichen Ernährung zusammen mit anderen medizinischen

Maßnahmen das Risiko einer Herzerkrankung mit Sicherheit mindern wird.

Wieviel Fett brauchen wir nun wirklich? Der durchschnittliche Fettverbrauch in der westlichen Welt beträgt gegenwärtig ungefähr 130 Gramm pro Tag und Person. Dieses Fett umfaßt alles, von den offensichtlichen Fetten wie Butter und Öl bis hin zu den versteckten Fetten in Kuchen, Keksen und gebratenen Nahrungsmitteln. Die Fettmenge, die wir tatsächlich brauchen, ist äußerst gering, nämlich 6 Gramm pro Tag, vorausgesetzt sie enthält die richtige Art Fettsäuren. Da ich es weder vorschlage noch empfehle, daß wir unsere Fettaufnahme auf dieses Mindestmaß reduzieren, brauchen wir uns keine Sorgen darüber zu machen, daß wir zu wenig Fett zu uns nehmen und dadurch unsere Gesundheit gefährden. Es ist jedoch klar, daß wir gegenwärtig viel zu viel Fett verbrauchen und es ist ein idealer Bereich, in welchem wir erhebliche Einsparungen vornehmen können, ohne daß wir uns ernährungsbedingten Mängeln aussetzen.

Zusammenfassend kann man sagen, daß wir für ein gesundes Herz und ein langes und glückliches Leben eine fettarme Nahrung zu uns nehmen müssen, regelmäßig Bewegung brauchen und das Rauchen aufgeben müssen. Wenn es uns gelingt, unsere Kilos auf unser Jugendgewicht zu reduzieren und trotzdem so gut zu essen, daß wir genug Energie zum Arbeiten haben und unser Leben voll ausleben können, werden wir nur Vorteile daraus ziehen.

Viele meiner Leser schrieben mir, wie förderlich die fettarme Diät für ihre Gesundheit gewesen sei. Ich möchte natürlich nicht behaupten, daß meine Diät Ihre Krankheiten heilen wird. Aber ich möchte Sie an den guten Erfahrungen vieler Leute teilhaben lassen, die sich im Zuge der fettarmen Diät gesünder, aktiver — einfach viel besser — fühlten. Wenn Sie an einer Krankheit leiden, ist es immer besser, wenn Sie vor Aufnahme einer Diät mit einem Arzt über deren Auswirkungen auf Ihre Gesundheit sprechen.

Hier sind nun einige Briefe von Lesern, die den Verlauf ihrer Krankheiten während der Diät schildern.

Arthritis

Audrey Bewles schreibt:

»Ich leide an Osteoarthritis in den Knien. Ich habe bedeutend weniger Schmerzen und ich kann durch den Gewichtsverlust leichter gehen. Meine wichtigste Anmerkung ist jedoch, daß diese fürchterlichen Verdauungsstörungen und das Sodbrennen verschwunden sind. Ich mag diese Diät und habe vor, sie für den Rest meines Lebens zu befolgen.«

Frau Dennett schreibt:

»Die Ergebnisse sind überragend ... meine Arthritis in Händen und Füßen macht mir weniger zu schaffen. Tausend Dank.«

Eine Dame, deren Alter in die Klasse der 75- bis 84jährigen im Fragebogen fällt, erzählte mir, daß sie im vorangegangenen Jahr Arthritis im rechten Bein bekommen habe, und wegen der erzwungenen Bewegungslosigkeit erheblich zugenommen habe.

»Ich bin jetzt viel beweglicher — dank Ihrer ausgezeichneten Diät. Ich bin verblüfft, daß ich nie hungrig bin, während ich früher stets an meine nächste Mahlzeit dachte. Ich werde nie meine alten Eßgewohnheiten wieder aufnehmen!«

Ein andere Dame schreibt:

»Ich fühle mich ausgezeichnet und bin in der Lage, mich zu beugen und flott zu gehen; meine Arthritis in den Knien hat sich wesentlich gebessert.«

Frau S. W. hat in vierzehn Wochen 12,5 kg abgenommen und dadurch verblüffende 28 cm an den Hüften! Sie hat nur 4 cm um die Brust abgenommen, 10 cm in der Taille und 12,5 cm von jedem Oberschenkel.

»In unserer Familiengeschichte haben wir ziemlich viele Fälle von Rheumatismus und Arthritis, und bevor es mir gelungen ist, mit Ihrer Diät abzunehmen, hatte ich stechende Schmerzen in den Hüften. Seitdem ich aber weniger Gewicht mit mir herumtrage, habe ich keine Probleme mehr.«

Blutdruck

Es ist allgemein bekannt, daß Übergewicht und schlechte Eßgewohnheiten zu Bluthochdruck führen können, und daß man durch Gewichtsabnahme und einen veränderten Diätplan dem Problem beikommen kann. Hier sind einige Kommentare zu diesem Thema:

Frau E. D. S. schreibt:

»Ich bin überzeugt, daß mein Blutdruck gesunken ist, nachdem ich nur zweimal die Woche rotes Fleisch gegessen habe. Die letzte Messung war die niedrigste seit neun Jahren.«

Herr und Frau C. waren glücklich darüber, daß sowohl Blutdruck als auch Cholesterinspiegel gesunken sind. Frau C. kommentiert:

»Ich litt seit meinen Wechseljahren an Bluthochdruck, Asthma und Hitzewallungen. Mein Blutdruck ist seit Beginn der Diät von 140/90 auf 130/85 gesunken; für mein Asthma muß ich den Spray nur noch zwei- bis dreimal in der Woche benützen; und was die Hitzewallungen anbelangt, kann ich in der Nacht wieder gut schlafen, worüber auch mein Mann sehr glücklich ist. Mein Mann hat 4,5 kg abgenommen und fühlt sich dank der zusätzlich gewonnenen Energie sehr viel besser.«

Frau Muriel Wilce hat in acht Wochen 5,5 kg abgenommen. Sie hatte Bluthochdruck und einen hohen Cholesterinspiegel, so daß die Diät ideal für sie war.

»Die Arzthelferin war entzückt, daß ich so viel abgenommen hatte, als ich neulich zum Blutdruckmessen ging.«

Cholesterin

Hinweise für Cholesterin-Patienten:

Die fettarme Diät, die ich in diesem Buch beschreibe, wird sicherlich auch denjenigen helfen, die an einem hohen Cholesterinspiegel leiden. Allerdings enthalten einige Nahrungsmittel, die äußerst fettarm sind, sehr viel Cholesterin. Jeder, der Probleme mit einem zu hohen Cholesterinspiegel hat, sollte folgende Nahrungsmittel vermeiden:

- Eier, Eiergerichte, Eier auf Schinken
- Innereien: Hirn, Herz, Nieren, Leber, Brieschen, Zunge, Leberwurst
- Ente, dunkles Fleisch von Huhn oder Truthahn, Steak- und Nierenpastete, Lamm- und Schweinefleisch, Salami

- Fischrogen, Räucherfisch, Wittling, Sardine, Makrele, Taramasalat
- Butter, Margarine, Sahne, Käse, Rindertalg
- Blätterteiggebäck, Kuchen, Kekse, Plätzchen
- Meerestiere, einschließlich Krabben, Hummer, Garnelen, Scampi, Muscheln, Schnecken
- Nüsse, vor allem Erdnüsse und Cashewnüsse
- Avocado, Oliven
- Mayonnaise, Salat-Dressing
- Schokolade, Pralinen
- Kokosnuß und Kokosnußöl
- Zitronenpudding

Zöliakie

Hierbei handelt es sich um eine chronische Verdauungsstörung, die eine strenge glutenfreie Diät erfordert.
Maureen Watkins berichtet von der Wirkung dieser Spezialdiät auf ihre Figur, obwohl es bei den Menüvorschlägen viele Nahrungsmittel gibt, die sie vermeiden mußte.

»Ich leide an Zöliakie und ernähre mich glutenfrei. Bevor diese Diagnose vor zwei Jahren gestellt wurde, war mein Bauch geschwollen (eines der Symptome). Durch die glutenfreie Diät habe ich zugenommen — um zwei Kleidergrößen. Der Arzt meinte, ich würde weiter zunehmen und es gäbe keine Aussicht auf einen flacheren Bauch.
Obwohl mein Bauch immer noch mehr hervorsteht, als mir lieb ist, habe ich erheblich abgenommen und kann ihn sogar einziehen.
Als ich meinen Arzt nach vierwöchiger Diät besuchte und ihm erzählte, daß ich 1 kg pro Woche abnehme, ermutigte er mich, damit fortzufahren, da weniger Fett für mich gut sei.

Ich fühle mich eindeutig besser und sehe besser aus. Es ist mir aufgefallen, daß sogar meine Gelenke und Finger schlanker geworden sind.
Ich mache mit der Diät weiter.«

Verstopfung

Da die Diät viel faserhaltige Nahrungsmittel enthält, wie z.B. Obst, Gemüse, Getreide und Vollkornbrot, bin ich zuversichtlich, daß sie sich bei jenen Personen positiv auswirkt, die an Verstopfung leiden. In meinem Fragebogen stellte ich eine entsprechende Frage und 82,2 Prozent der Befragten bestätigten, daß sie während der Diät keine Verdauungsprobleme hatten. Die Diät hatte bei den meisten Befragten zu einer regelmäßigen Verdauung geführt.

Gallensteine

Wie bereits am Anfang des Buches erwähnt, hatte ich diese Diät aufgrund meiner eigenen Gallensteine entdeckt. Nachdem mein erstes Buch über die Spezialdiät veröffentlicht wurde, erhielt ich viele Briefe von Leidensgefährtinnen, die wie ich durch eine fettarme Diät der Chirurgie entgangen sind und in den Genuß der angenehmen Nebenwirkungen kamen — weniger Zentimeter an Hüften und Oberschenkeln.
Es erübrigt sich, zu sagen, daß viele Leute mit Gallensteinen und in Erwartung des OP-Termins glücklich waren, als mein Buch erschien. Sie bekamen einen Leitfaden zur Hand, wie sie Fett vermeiden können, um dadurch die Gallenblase anzuregen, die Gallensteine selbst aufzulösen.

Hier sind Auszüge aus zwei Briefen, die ich von Gallenstein-Patienten erhielt. Frau Brenchley schreibt:

»Ich bin 62 Jahre alt, habe Diabetes und andere gesundheitliche Probleme und kürzlich wurde ein ziemlich großer Gallenstein diagnostiziert. Die Ärzte sind abgeneigt zu operieren, obwohl ich in den letzten zwei Jahren sehr starke Anfälle hatte (sie bescheinigen mir nur eine 50-prozentige Erfolgschance), und ich mußte lernen, damit zu leben. Ihr Buch hat mir eben dazu verholfen. Seitdem ich die Diät befolge, erfreue ich mich bester Gesundheit, da ich genau weiß, welche Nahrungsmittel ich vermeiden muß und gleichzeitig genügend Kohlenhydrate für das Insulin zu mir nehme. Ich nehme langsam, aber beständig ab. Ich habe das Buch meiner Ärztin in der *King's College Diabetic Clinic* gezeigt und sie hat sich mit der Diät in Anbetracht meiner Genesung einverstanden erklärt. Ich bin sehr zufrieden mit der Diät.«

Frau Joyce Williams schreibt:

»Ich begann, Ihre Diät zu befolgen, sobald ich ein Exemplar des Buches ergattern konnte. Der Grund dafür war, eine Operation an der Gallenblase zu vermeiden. Ich habe in drei Wochen einen Termin bei meinem Arzt. Die Schmerzen sind bisher ausgeblieben und auch das Fett ist genau an den Stellen weggeschmolzen, an denen Sie es vorhersagten! Ich wüßte gerne, ob Sie heute noch Schmerzen haben und ob sich die Gallensteine auflösen oder ob sie ganz still auf die nächste Unbesonnenheit mit fettem Essen warten.
Ich sehe dem Termin mit meinem Chirurgen nicht gerne entgegen, da er sicherlich nicht begeistert sein wird, daß ich die angebotene Operation ablehne.«

Ich antwortete, daß ich glücklicherweise keine weiteren Unangenehmlichkeiten mehr mit der Gallenblase hatte, seitdem ich von sehr fetthaltigem Essen auf fettarme Gerichte umgestiegen war, trotz gelegentlicher ›Unbesonnenheiten‹. Ich schickte Joyce einen Fragebogen. Mit dem ausgefüllten Fragebogen, schickte sie mir folgende Zeilen:

»Mein Problem mit den Gallensteinen scheint verschwunden zu sein. Der Gewichtsverlust war ein zusätzlicher Nutzen!
Der nächste Termin mit meinem Chirurgen ist am 11. April und ich habe vor, ihm das Buch zu zeigen und ihm von meinem Fortschritt zu berichten. Ich hatte nur eine Kolik im November — aber bei weitem nicht so schlimm wie Ihre. Deshalb habe ich den Termin in den April gelegt. Ich werde nie mehr von dieser Diät abkommen!«

Ich hoffe, daß die Gallensteine meiner Leidensgefährtin aufgehört haben, ihr Ärger zu bereiten. Ich muß aber darauf hinweisen, daß eine Krankheit nie den gleichen Verlauf bei zwei Menschen hat. Ich habe keine Zweifel daran, daß die fettarme Diät in vielen Fällen zu einer erheblichen Schmerzlinderung führen kann, Schmerzen, die durch Gallensteine hervorgerufen wurden. Ich möchte aber *in keiner Weise* dazu auffordern, daß Sie dem Ratschlag des Arztes zuwiderhandeln. Aber es schadet nicht, wenn Sie zunächst alle anderen Mittel ausschöpfen, um eine Operation zu umgehen. Wenn diese Mittel versagen, müssen Sie sich zumindest keine Vorwürfe machen, es nicht versucht zu haben. Wenn Sie allerdings eine Operation vermeiden, dann verkürzen Sie damit nicht zuletzt die Warteschlangen vor dem OP!

Herzkrankheiten

Herzkrankheiten sind der größte Killer in der westlichen Welt. Die Ursachen dafür sind verschieden. Gibt es in Ihrer Familie Vorfälle? Sind Sie männlich? Rauchen Sie? Haben Sie Übergewicht? Ist Ihr Leben stressig? Dann passen Sie auf! Ich möchte Sie nicht alarmieren, aber die Tatsachen sprechen für sich. Und wir können so viel für uns selbst tun! Frauen leben keinesweges risikofrei, insbesondere wenn sich die schützende Hormonmenge nach der Menopause verringert. Es stand noch nie so viel Hilfe für die Risikogruppen zur Verfügung. Und es ist nie zu spät, anzufangen.

Frau Marsh schrieb mir über ihren Mann, der meine Spezialdiät befolgte, um einen drohenden Herzanfall abzuwehren:

»Wir benützten Ihre Diät nicht nur zum Abnehmen, sondern aus medizinischen Gründen, denn mein Mann hätte ohnehin eine fett- und cholesterinfreie Diät machen müssen. Man hatte ihm gesagt, daß er bei seiner Familiengeschichte mit dem hohen Blutfett innerhalb von fünf Jahren einen Herzanfall haben würde — wahrscheinlich tödlich. Er ist 43. Wir bekamen einen Diätplan. Ihr Buch machte jedoch alles einfacher. Er ging im Februar zur Nachuntersuchung — drei Monate nachdem er streng nach der Diät gelebt hatte.
Sein Blutfett ist um 30 Prozent weniger und der Arzt war sehr zufrieden und sagte ihm, er solle so weitermachen. Die Wahrscheinlichkeit, daß er einen tödlichen Herzanfall bekommt, ist drastisch zurückgegangen. Die Nebenwirkungen dabei sind: unsere ganze Familie befolgt eine sehr gesunde Diät und ich habe wieder einen schlanken und ausgeglichenen Mann. Dankeschön.«

Douglas Hirst, ein anderer Herzpatient, kommentiert auf seinem Fragebogen:

»Ich werde versuchen, mit der Diät fortzufahren, weil ich die 82,5-kg-Marke erreichen möchte. Ich hatte eine Herzoperation und diese fettfreie Diät ist sehr gut für mich und meinen Gesundheitszustand. Ich fühle mich 100 Prozent besser, seitdem ich mit ihr begonnen habe.«

Zwerchfellbruch

Zwerchfellbruch (Hiatushernie) ist eine äußerst unangenehme Krankheit, durch die das Essen, das der Patient zu sich genommen hat, wieder hochkommt und ständiges Aufstoßen verursacht.

Frau K. Hayman schreibt auf ihrem Fragebogen:

»Ich hatte mehrere Jahre Probleme mit einem Zwerchfellbruch. Seitdem ich diese Diät mache, fühle ich mich sehr viel besser; kein Husten mehr und keine Übelkeit, und ich konnte sogar die Tablettenmenge nach den Mahlzeiten verringern. Es ist ein wunderbares Gefühl zu wissen, daß ich ohne zu husten und ohne mich um andere Leute sorgen zu müssen, überall hingehen kann.
Ich dachte, Sie würden sich für eine Liste von Empfehlungen für Zwerchfellbruch-Patienten interessieren. Ich hoffe, daß sie auch anderen Leidensgefährten helfen kann:

JA	NEIN
• Wenig und oft essen (etwa alle 2 Stunden)	• Während einer Mahlzeit essen *und* trinken
• Alle Flüssigkeiten, einschließlich Suppe, soll-	• Mehr als 2 Gerichte auf einmal essen

te man mindestens
1 Stunde vor oder
nach einem festen
Gericht einnehmen
- Essen gründlich kauen
- Obst und Tomaten
schälen, da die Haut
unverdaulich ist
- Fruchtsaft, Kräutertees
oder China-Tee trinken
- Mit Honig oder natürli-
chem braunen Zucker
süßen
- Das Husten möglichst
vermeiden, da der
Zwerchfellbruch ver-
größert werden kann
- Nachts auf möglichst
hohen Kissen schlafen

- Zu heiße oder zu kalte
Getränke zu sich neh-
men
- Schwarzen Tee oder
Kaffee trinken, da sie
Säure bilden
- Weißen Zucker, Weiß-
brot oder weißen Reis
verwenden
- Vorwärts beugen,
wenn Sie etwas heben
oder aufheben wollen
(dafür in die Knie ge-
hen!)
- Arme nach oben
dehnen und enge Klei-
dung tragen«

Frau B. R. hat meine Diät befolgt und schreibt:

»Nachdem ich seit 1980 an Zwerchfellbruch leide, brauche ich nun weniger Medikamente denn je … und es ist
so schön, keine stechenden Schmerzen mehr in der Brust
zu haben!«

Ich habe einen netten Brief von May Tapp erhalten. Mit
ihrer Erlaubnis gebe ich ihn hier wieder:

»Ich möchte Ihnen für Ihre Spezialdiät danken. Ich habe
sie vier Monate lang buchstabengetreu befolgt und habe
fast 13 kg abgenommen, und alles von den richtigen Stellen. Der größte Vorteil besteht jedoch darin, daß ich mich
erheblich besser fühle. Ich habe Angina pectoris, Zwerch-

fellbruch und einige andere Probleme. Den Zwerchfellbruch hatte ich nicht mehr unter Kontrolle und ich hatte ständig Schmerzen. Aber bereits vom ersten Tag der Diät an hat sich mein Zustand gebessert und heute habe ich mit dem Zwerchfellbruch keine Probleme mehr. Dies kann ich nur als ein Wunder beschreiben. Nach acht Wochen ging ich zum Langzeitdiätprogramm über, war aber mit dem vermehrten Fett nicht glücklich, worüber ich mit meinem Arzt sprach. Er empfahl mir, die Fettmenge zwar beizubehalten, dafür aber mehr Brot, Gemüse und Obst zu essen.

Ich bin jetzt 70 Jahre alt und fühle mich besser als je zuvor in den letzten Jahren. Ich empfehle die Diät jedem, der Interesse hat. Alles was Sie behauptet haben, hat sich bei mir bewahrheitet, und ich kann Ihnen nicht genug dafür danken.

Ich wünsche Ihnen viel Erfolg in der Zukunft.«

Verdauungsstörung

Ich war nicht überrascht zu hören, wie viele Leute vorher an Verdauungsstörung und Sodbrennen gelitten hatten und deren Symptome nach der Diät verschwunden waren. Hier sind nur einige beispielhafte Briefe zu diesem Thema.

Elizabeth Hainworth schreibt:

»Gegen Ende des letzten Jahres begann ich, nach jeder Mahlzeit an Sodbrennen zu leiden. Ein Artikel über Ihr Buch erschien zu Neujahr und ich trug mich mit dem Gedanken, die Diät zu machen. Aber nach einer Völlerei mit Käse (meine Schwachstelle), die mir eine erneute Krise bescherte, ging ich zum Arzt. Er bescheinigte mir 6,5 kg Übergewicht. Wir besprachen Ihre Spezialdiät und danach hielt ich mich streng an den Diätplan. Sofern ich auf den Fettgehalt der Nahrungsmittel achtgebe, verschwindet das Sodbrennen buchstäblich.«

Elizabeth hat in den darauf folgenden acht Wochen 7,5 kg abgenommen.

Veronica Jarvis war in den vergangenen zwei Jahren von Sodbrennen geplagt gewesen. Während der Diät jedoch gab's keine Spur davon.

Und Carol Howes vermerkte auf ihrem Fragebogen:

»Ich habe mich in der Vergangenheit öfter an Abmagerungskuren versucht, wobei ich ein oder zwei Pfund abnahm, dann aber ein bis zwei Kilo zunahm, so daß ich im Laufe der letzten achtzehn Jahre ständig dicker geworden bin. Ich hatte bereits akzeptiert, daß ich mit zunehmendem Alter dicker werden würde — obgleich ich unglücklich dabei war — und daß ich nie wieder schlank werden würde.

Mein Mann las im *Sunday Express* von Ihrer Spezialdiät und empfahl sie mir. Ich war ziemlich überrascht, da er zum ersten Mal offen zugab, daß ich zu dick war. Ich wehrte zuerst ab, weil ich dachte, daß meine Verdauung das viele Obst nicht überstehen würde. Dann las ich das Buch genauer und beschloß, einen erneuten Versuch zu starten. Während einer anderen Diät mit Salaten und Obst hatte mein Magen rebelliert. Ich esse besonders gern Orangen, aber ich konnte nie eine ganze essen, ohne hinterher Ärger zu bekommen. Zu meiner großen Freude gab es diesmal keine unangenehmen Nebenwirkungen und ich habe jeden Tag eine Orange gegessen. Das gleiche gilt für Salate und anderes Obst — mein Magen war noch nie so ›sittsam‹.

Ich bin von meinen kleineren Maßen ganz begeistert und

ich habe Ihre Diät meiner Familie und Freunden empfohlen. Ich habe vor, meine Eßgewohnheiten beizubehalten und schlank zu bleiben.«

Migräne

Ich will gar nicht daran denken, wie furchtbar es sein muß, an Migräne zu leiden. Ich bin schon mürrisch, wenn ich ganz normale Kopfschmerzen bekomme! Ich war mir der Wohltat dieser Diät bei Migräne-Patienten bewußt, da eine meiner erfolgreichsten Teilnehmerinnen der ursprünglichen Testgruppe, Di Driver, nach Beendigung der Diät von ihren verheerenden Schmerzen vollständig geheilt war. Ich habe später von vielen Frauen und Männern erfahren, die die gleiche Erfahrung gemacht hatten. Ich war deshalb nicht überrascht, immer mehr Briefe mit diesem Inhalt zu bekommen.

Frau P. Crisp schreibt:

»Ich habe an einer grausamen Migräne gelitten, seitdem mein Mann 1974 gestorben ist, und ich wußte, daß Schokolade, Hartkäse, Orangen und manchmal sogar Vollkornbrot einen Anfall verursachen würden. Seitdem ich allerdings Ihre Diät befolge, haben die Anfälle förmlich aufgehört. Meine geliebte Mutter hat ihr ganzes Leben lang an Migräne gelitten, aber sie mochte fettes Fleisch, Brot, Saucen und Bratkartoffeln, und in der Vorkriegszeit hat niemand einen Gedanken daran verschwendet, daß eine Umstellung der Ernährung ihr helfen könnte. Mein Arzt ist begeistert, da dies weniger Tabletten bedeutet. Heute morgen habe ich probeweise Sommerblusen und Sommerhosen angezogen und meine Stimmung hat Purzelbäume geschlagen in Anbetracht des Gewichtsverlustes.«

Frau Crisp ist 1,57 m groß und 70 Jahre alt; sie hat in zehn Wochen 7,5 kg abgenommen und wiegt jetzt noch 61 kg.

Linda Goldsmith schreibt:

»Ich bin vom Ergebnis wirklich überrascht und es war so einfach! Sogar meine üblen, lähmenden Kopfschmerzen scheinen fast völlig verschwunden zu sein. Ich kann das nur darauf zurückführen, daß ich keine Sahne und andere reichhaltigen Gerichte mehr esse (sehr schwierig, da ich im Hotelgewerbe tätig bin). Ich fühle mich heute viel besser. Meine Mutter war von meinem Aussehen so beeindruckt, daß sie sich das Buch besorgt hat und jetzt auch die Diät befolgt.«

Es ist nicht verwunderlich, daß Lindas Mutter beeindruckt ist — Lindas lebendige Statistik lautet jetzt 84—66—91 cm. Sie hat um die Brust nur 2,5 cm abgenommen, ganze 10 cm in der Taille und je 10 cm um die Hüften und ihrem größten Umfang.

Ich glaube, daß die Erleichterung für Migräne-Patienten auf die geringe Menge Milchprodukte zurückzuführen ist, die die Diät erlaubt. Außerdem ist Schokolade ebenfalls nicht erlaubt, die für Migräne-Patienten als schädlich eingestuft wird.

Prämenstruelles Syndrom

Über das prämenstruelle Syndrom (PMS) wird häufig in den Medien diskutiert, da sehr viele Frauen davon betroffen sind. Ich habe keine Vorstellung, warum meine Diät in diesem Zustand hilfreich sein soll, aber ich erhielt viele Briefe von Frauen, die mir erklärten, daß sich ihr allgemeiner Gesundheitszustand und ihr Wohlbefinden erheblich verbessert haben. Einen der ersten Hinweise erhielt ich von Barbara Jones:

»Ich habe Ihre Diät drei Wochen lang befolgt und bis jetzt 6 kg abgenommen. Ich habe während der letzten Jahre mehrere Diäten gemacht. Aber ich habe noch nie so leicht und schnell abgenommen — normalerweise nahm ich 0,5 kg in der Woche ab. Ich fand, daß die Diät leicht zu befolgen war, und ich empfand nie Hunger. Ich habe auch die Gymnastikübungen aus Ihrem Buch gemacht, wobei ich dreimal die Woche hart trainierte oder Squash spielte.

Ich möchte noch hinzufügen, daß ich mich seit Beginn dieser Diät sehr gut fühle, und daß ich außerdem nicht wie früher jeden Monat an PMS gelitten habe.«

Ich schickte Barbara einen Fragebogen zu, den sie nach achtwöchiger Diät ausgefüllt wieder zurückschickte. Zu dem Zeitpunkt hatte sie 11 kg abgenommen und ihr Umfang hatte sich prächtig verringert: 7 cm von Brust und Taille, 10 cm von den Hüften und vom größten Umfang, 6 cm von jedem Oberschenkel. Ferner war ihr PMS verschwunden und sie fühlte sich wunderbar.

Frau Aileen Charley hat in acht Wochen 9 kg abgenommen, 1 cm vom Brustumfang, 6 cm an der Taille, 5 cm von den Hüften, 7,5 cm vom größten Umfang und 2,5 cm von ihren ohnehin schlanken Beinen (jetzt 51 cm). Aileen schreibt:

»Seit Beginn der Diät habe ich eine enorme Erleichterung in der Woche vor meiner Periode registriert. Meine Brüste sind nicht mehr gespannt und empfindlich und ich nehme auch nicht mehr zu, mein Gewicht bleibt unverändert. Auch die Flecken, die ich im Gesicht und am Hals bekam, sind verschwunden. Ich gebe meiner vierjährigen Tochter immer noch die Brust, so daß ich mehr als 250 ml entrahmte Milch am Tag trinke, aber die Pfunde und Zentimeter verschwinden weiterhin. Es ist schön, nicht mehr ›fett und vierzig‹ zu sein, und es ist noch besser, leichter als mein vierzehnjähriger Sohn zu sein, der 13 cm größer als ich ist.«

Pauline Perry schrieb mir, daß sie vor ihrer Regel immer schlecht gelaunt war, »aber jetzt fühle ich mich weniger elend als sonst«. Pauline hat ganze 9,5 kg in acht Wochen abgenommen und verblüffende 20 cm an ihrem größten Umfang.

Frau Jill Davis schreibt: »Ich habe diese Diät genossen und die Ergebnisse sind fantastisch. Ich litt früher auch unter dem PMS. Das hat nun aufgehört. Die Diät gefiel mir besonders deshalb, weil ich dort abnahm, wo ich es wollte.«

Jill hat nichts um die Brust (86 cm) abgenommen, dafür 6 cm an der Taille, 15 cm an den Hüften, 13 cm vom größten Umfang, 11 cm von jedem Oberschenkel und 8 cm oberhalb des Knies. Ihre Maße lauten jetzt 86—65—84 cm.

Schwangerschaft

Ava Richardson rief mich kurz nach der Veröffentlichung meines Buches an. Sie war in der 26. Woche schwanger und wollte wissen, ob sie diese Diät machen könne. Ich empfahl ihr, den Anteil an Milch und proteinhaltigen Nahrungsmitteln zu erhöhen und vor Beginn der Diät ihren Arzt zu sprechen. Ava hielt mich mit ihrer Entwicklung auf dem laufenden. Abgesehen von der Tatsache, daß sie wegen einer Rückenerkrankung die meiste Zeit liegen mußte, ist es ihr dennoch gelungen, 2 cm von den

Hüften und vom größten Umfang, und 2,5 cm von jedem Schenkel abzunehmen. Sie berichtete, daß sie einige Wochen vor der Geburt die Diät abbrach und trotz Gewichtszunahme keinen Zentimeter zulegte. Als ich Ava nach der Geburt von Gregory Peter (3,8 kg) sprach, erzählte sie mir, daß sie sich ausgezeichnet fühlte und wieder die Diät befolgte, um weiter abzunehmen.

P.S.: Fragen Sie unbedingt Ihren Arzt, wenn Sie während der Schwangerschaft diese oder eine andere Diät machen wollen.

Unterfunktion der Schilddrüse

Eine Krankenschwester schrieb mir, daß sie an Unterfunktion der Schilddrüse leidet.

»Ich möchte Ihnen für diese Diät danken, da sie mir keine Schwierigkeiten bereitet und ich die Ergebnisse schon erkennen kann. Es ist wundervoll.«

Wenn Sie also an einer Unterfunktion der Schilddrüse leiden, ist diese Diät einen Versuch wert. Aber sprechen Sie vorher mit Ihrem Arzt darüber.

6

»Diese Diät hat mein Leben verändert«

Wir wissen es alle, daß sich Leute, die sich um ihr Gewicht bemühen müssen, viel selbstbewußter fühlen, wenn sie schlank sind. Unsere Haltung und unsere Lebenseinstellung sind völlig anders, wenn wir Übergewicht haben. Ich meine, daß sich unsere geistige Einstellung so dramatisch verbessern kann, daß wir tatsächlich mehr *erreichen,* als wir je für möglich gehalten haben. Jemand, der Übergewicht hat, fühlt sich oft häßlich, und unterbewußt *möchte* er keinen Erfolg haben, wobei er es vorzieht, in Vergessenheit zu geraten, und hofft, von der Welt nicht bemerkt zu werden. Aber der Übergewichtige wird ein völlig anderer Mensch werden, sobald er erfolgreich abgenommen hat — kreativ, zuversichtlich, positiv. Dabei haben sich die *Fähigkeiten* dieses Menschen nicht geändert, aber sein *Wunsch,* das Leben voll auszuschöpfen, ist viel stärker geworden.

In den vielen Briefen, die ich erhielt, wurde diese neue geistige Haltung offensichtlich. Catherine Ann Pike schreibt: »Ich möchte diese Gelegenheit wahrnehmen und Ihnen für dieses wunderbare Buch danken. Ich habe 19 kg abgenommen und diese Tatsache hat sicherlich mein Leben verändert, ich bin zuversichtlicher und sehr glücklich.«

Avril Dayley schreibt auf ihrem Fragebogen:

»Mein Mann hat Ihre Diät auch befolgt und hat 10 Pfund abgenommen. Er fühlt sich sehr viel besser und hat viel mehr Energie als früher. Ich möchte Ihnen für diese Diät danken, sie hat mich völlig verändert. Ich habe einen Bürokurs angefangen und lerne Maschineschreiben und den Umgang mit der Textverarbeitung. Es hat mein Selbstbewußtsein gestärkt, wieder hinauszugehen zum Arbeiten, und ich bin wieder stolz auf mich.«

Margaret Venables erzählte mir, daß sie ehrenamtlich für eine internationale Kinderorganisation arbeitete, wobei sie auf allen Ebenen Menschen begegnete. »Ich werde mich nie mehr wie ein gestrandeter Wal fühlen«, sagte sie — und das beschreibt ziemlich genau, wie sich übergewichtige Leute in der Öffentlichkeit fühlen.
Es nützt natürlich nichts, wenn man jahrelang versucht, abzunehmen, und ständig scheitert. Margaret erzählt von ihrem Kampf:

»Ein Spezialist schickte mich zum Diätfachmann in unserem Krankenhaus, und obwohl ich sehr vorsichtig war mit dem, was ich aß, war kein sichtbarer Gewichtsverlust zu erkennen. Mein Arzt sagt: ›Hören Sie auf zu essen‹, und er gab mir Tabletten dafür — wieder ein wenig Gewichtsverlust, und ich war mir der Dinge nicht mehr sicher.«

Margaret begann Ende Januar mit meiner Spezialdiät. Im April schrieb sie mir wieder einen Brief:

»Ich schicke Ihnen meine ›Verlustliste‹ der ersten acht Diätwochen.

Ich finde es erstaunlich, daß in diesen acht Wochen die Zentimeter verschwunden sind, obwohl wir in dieser Zeit den 21. Geburtstag unserer Tochter gefeiert haben, mehrmals zu Tagungen nach London reisten, mein eigener Geburtstag und ein Mittagessen in der Pfarrgemeinde stattfanden.«

Margarets neue Maße waren sehr zufriedenstellend. Ihr Brustumfang hatte sich von 96,5 auf 91,5 cm verkleinert, an der Taille hatte sie 9 cm abgenommen, 4 cm um die Hüften und 5 cm von jedem Oberschenkel. Sie können sich vorstellen, wie sehr viel zuversichtlicher sich Margaret bei den verschiedenen offiziellen Anlässen gefühlt haben muß — insbesondere am 21. Geburtstag ihrer Tochter, wenn sich jede Mutter ihres fortschreitenden Alters bewußt wird.

Sie fühlen sich in einer Beziehung wirklich sehr viel zufriedener mit sich selbst, wenn Sie abnehmen und mit Ihrem Körper glücklich sind — wenn Sie sich nicht mehr darum sorgen müssen, daß Ihr Partner beim Tanzen oder in intimen Stunden an Ihrem Rücken in Fettfalten greift.

Lorna Cowley, mit deren Kommentaren ich dieses Buch begonnen habe, schreibt, daß ihr Gewichtsverlust und ihr neues Selbstbewußtsein ihr Leben vollkommen verändert haben! Lornas Mann war krank und konnte nicht Auto fahren. Sie hatte in fünfzehn Jahren genau einen Tag lang am Steuer gesessen, trotzdem beschloß sie, einen Versuch zu wagen. Sie wohnt am Land und stellte eines Tages fest, daß das Futter für ihre Haustiere ausgegangen war. Sie nahm allen Mut zusammen und es gelang ihr, bis zum Tierfutterhändler in die Ortsmitte zu fahren. »Ich war wirklich nervös«, sagt sie. »Ich wußte nicht, wo der Blinker ist und ich habe auch den Sicherheitsgurt vergessen. Als ich beim Laden ankam, mußte ich einen Kunden bitten, das Auto für mich zu wenden, damit ich wieder nach Hause fahren konnte!«

Seither ist ihr Selbstbewußtsein noch gewachsen, sie fährt regelmäßig, auch in größere Städte, und jetzt weiß sie, wie man Öl, Batterie, Reifen und Wasser prüft. Was für eine Errungenschaft!
Lorna schreibt ganz enthusiastisch über die positive Veränderung in ihrem Leben — und sie ist zufrieden mit ihrem neuen Selbst.

»Ich bin ja so dankbar für Ihre fantastische Diät, und ich bin wirklich stolz auf meinen schlanken Körper. Ich habe einen tollen Friseur gefunden. Als ich letzte Woche mein sündteures klassisches Kostüm abholte, sagte man mir, daß es mir nicht gut stehen würde, sollte ich noch mehr abnehmen! Ich habe mich darin wie ein Mannequin gefühlt!«

Was für eine reizende Veränderung der Grundeinstellung. Wunderbar!

Die wahrscheinlich überwältigendste Wandlung machte Helen durch, die mir am 20. März folgendes schrieb:

»VIELEN DANK!!!

9. Januar — war im Schlußverkauf und zwängte mich in Größe 42.
10. Januar — Ihre Diät erscheint im *Sunday Express*. Beginne sofort.
Bis zu diesem Zeitpunkt kein Gesellschaftsleben, bin mir meines Übergewichts sehr bewußt. Bin 1,68 cm und fühle mich *fett*. Aus tiefer liegenden Gründen habe ich einen Horror vor Hungern.
19. März — Größe 38 paßt. Selbstbewußt genug, mich in einer EDV-Agentur zu bewerben, alle wollen mich wiedersehen.

24. März — Jahresversammlung in der Arbeit. Von Komplimenten umgeben. Neuer Haarschnitt, neues Make-up und eine umwerfende Brille.
Diesen Donnerstag werde ich 49. Die Mädels (Durchschnittsalter 23) haben mir das Buch aus der Hand gerissen und jetzt macht es die Runde. Falls sich dies nach Werbung anhört, schade. Ich bin glücklich und dies, ohne hungrig zu sein!«

In meinem Antwortschreiben bat ich Helen um Erlaubnis, den Brief veröffentlichen zu dürfen, und auch um die Rücksendung des ausgefüllten Fragebogens. Sie antwortete:

»Ich danke für Ihren netten Brief. Ich habe den Fragebogen in einer Art und Weise ausgefüllt, die Ihnen vielleicht ungewöhnlich erscheinen wird. Wenn Sie meine Antworten lesen, werden Sie wissen, was ich meine.
Letzte Nacht hat mir ein netter Mann (jünger als ich) wunderschöne Komplimente über meinen Körper gemacht und mir einen Heiratsantrag gemacht. Ich werde wahrscheinlich nicht annehmen, aber im Grunde genommen haben Sie dieses möglich gemacht.
Es sieht so aus, als würde das Leben mit 49 beginnen!
Nach einem lebenslangen verwirrten und völlig abnormalen Eßverhalten haben Sie mich in zwei Monaten auf den richtigen Weg gebracht. Meine Mutter würde der Schlag treffen, wenn sie mich jetzt sehen könnte!«

Als ich diesen Brief las, konnte ich mir vorstellen, daß Helen schwere Zeiten in ihrem Leben durchgemacht hatte. Ich sah auch, wie erfolgreich sie mit dieser Diät ist. Bei einer Größe von 1,68 m und Schuhgröße 41 ist es klar, daß sie einen kräftigen Knochenbau hat. In elf Wochen hat sie von 77,5 auf 60 kg abgenommen. Sie hat die Diät sehr streng befolgt und sogar Brot und Kartoffeln weggelassen. Dies hat ihre Gesundheit in keiner Weise beeinträchtigt, sie sagt: »Ich fühle mich wunderbar und selbstbewußt — und steige Treppen wie eine Zehnjährige.«

Helen wollte auch im Gesicht abnehmen, das sehr breit wirkte, und sie beschreibt das Ergebnis: »Ein neues Gesicht bedeutet eine neue Frisur — ein super Make-up und eine neue Brille.«

Die raschen Ergebnisse und die Ermunterung, die sie durch ihre Arbeitskollegen erfuhr, ermutigten sie, mit der Diät weiterzumachen. Sie fühlte sich nicht hungrig und »vor allem kann ich auch auswärts vernünftig essen«.

Als Antwort auf die Frage: »Waren Sie mit dieser Diät erfolgreicher als mit anderen Diäten?« hat Helen das JA sechsfach angekreuzt! »Ich fühlte mich nie hungrig, wovor mir grauste — siehe unten«, schrieb sie. Dann erzählte sie mir von ihrer tragischen Vergangenheit.

» 10—16 Jahre — Die Mutter ließ mich hungern. Sie haßte den Vater, weil er ihrer Ansicht nach der einzige Mann war, den sie bekommen konnte, weil sie in ihrer Jugend dick war. Mit 10 wurde ich ausgeschimpft, weil ich eine Scheibe Brot ›gestohlen‹ hatte. Wenn ich 100 g zunahm, bekam meine Mutter hysterische Anfälle. Freunde in der Schule bedauerten mich.

16—31 Jahre — Ich wurde streng ›kontrolliert‹. Der Sadismus meiner Mutter war mit Unwissenheit gepaart. Gleichzeitig wurde ich vor jungen Männern ›geschützt‹, und für ihre alten Tage aufgehoben. Essen bedeutete für mich den Himmel auf Erden, wenn ich dessen habhaft werden konnte.

31 Jahre — Von zu Hause weggegangen, Freßorgien.

40 Jahre — Alle potentiellen Männer hauen ab. Brillante Karriere. 95,5 kg, Nulldiät mit Cola und schwarzem Kaffee.

40 Jahre und 8 Monate — 54 kg.

40—48 Jahre — Abwechselnd Anorexie (Appetitlosigkeit) und Bulimie (Heißhunger) — auf 44,5 kg abgemagert. (Ab da kann ich keinen Hunger mehr ertragen.) Rein und raus aus dem Krankenhaus. Die Arbeit wird vernachlässigt.

48 Jahre — Mit der Mutter gebrochen. Völlerei, neuer glücklicher Job, zufrieden, undiszipliniert beim Essen — Käse, Butter etc. Fühle mich unattraktiv. Größe 44.

48 Jahre und — 10. Januar: Schlußverkauf, Größe 44
11. Januar: Beginn mit der Diät
9. März: Größe 38 eingekauft; bei einem Ehevermittlungsinstitut angemeldet
24. März: 49. Geburtstag
26. März: Erster Heiratsantrag — und jetzt sexuell begehrenswert.

Ich bin glücklich. Meine Wohnung wird wie ich renoviert! *Das Leben ist großartig!*«

7

Schlanke Beine – hipp hipp hurra!

Die Ergebnisse der Fragebogenaktion

Ich kann mich an meine Freude erinnern, als nach dem ersten Diättest die ausgefüllten Fragebögen nach und nach in meinem Briefkasten landeten. Die Atmosphäre von Begeisterung und Erregung, die meine erste Testgruppe umgab, spornte mich ungemein an, während ich mein erstes Buch schrieb.

Sie können sich meine Begeisterung vorstellen, als ich nach der Veröffentlichung des Buches erneut Briefe erhielt, die die Erfolge dieser Diät bestätigten. Ich hatte nie erwogen, ein Folgebuch zu schreiben, aber in dem Maße, indem der Ruf nach neuen Gerichten lauter wurde, wurde mir klar, daß der Diät zweiter Teil geschrieben werden mußte, und auch ein Kochbuch, eine Übungskassette und ein Video-Clip unerläßlich waren!

Neue Fragebögen wurden an all jene verschickt, die uns schrieben und die sich bereit erklärten, den Fragebogen auszufüllen, und die mindestens acht Wochen lang die Diät ernsthaft befolgten. 350 Fragebögen wurden verschickt und fast 200 kamen ausgefüllt wieder zurück.

Die Auswertung, auf der mein zweites Buch ursprünglich basierte, beruhte auf den Ergebnissen aus 128 ausgefüllten Fragebögen. Als mein Buch kurz vor dem Abschluß war, aktualisierte ich die Statistik mit den Ergebnissen aus weiteren 60 Fragebögen, die ich in der Zwischenzeit erhalten hatte. Ich war fasziniert zu sehen, daß die Einstellungen, Meinungen und Ergebnisse buchstäblich unverändert blieben, obwohl die Anzahl der Antworten größer war. Dies war eine ausgezeichnete Neuigkeit, da sie den Beweis erbrachte, daß trotz des kleinen Kreises Freiwilliger, die freundlicherweise den Fragebogen ausgefüllt hatten, die Ergebnisse dieselben waren, und sie waren wirklich sehr interessant.

Die Mehrheit der Befragten waren Frauen in der Altersgruppe von 35 bis 64 Jahren, die fast zu gleichen Teilen aus 35- bis 44jährigen, 45- bis 54jährigen und 55- bis 64jährigen bestand. 15,8 Prozent bezeichneten sich als ›sehr übergewichtig‹, 45,6 Prozent als ›ziemlich übergewichtig‹, 33,9 Prozent als ›leicht übergewichtig‹ und 4,7 Prozent waren ›nicht übergewichtig‹, wollten jedoch an Umfang abnehmen.

Die durchschnittliche Zeit, in der die Diät befolgt wurde, betrug acht Wochen und der durchschnittliche Gewichtsverlust betrug 6,5 kg. 49,7 Prozent hatten die Diät ›sehr streng‹ befolgt, 48,5 Prozent ›mäßig streng‹ und 1,8 Prozent ›nicht sehr streng‹.

Ich ließ den durchschnittlichen Gewichtsverlust bei der Gruppe der ›strengen‹ Teilnehmer berechnen. Es war nicht überraschend, daß die ›sehr strengen‹ Teilnehmer in acht Wochen durchschnittlich 7,5 kg abgenommen hatten, die ›mäßig strengen‹ nur 5,5 kg. Diejenigen, welche die Diät ›nicht sehr streng‹ befolgt hatten, konnten trotzdem 3 kg in durchschnittlich acht Wochen abnehmen.

Ein anderer Aspekt, der mich sehr interessierte, war die

Auswirkung alkoholischer Getränke, die ich in Maßen während der Diät zugelassen hatte. Wir holten aus der Gesamtheit der Befragten diejenigen heraus, die alkoholische Getränke zu sich genommen *und* die Diät ›sehr streng‹ befolgt hatten, und ihr durchschnittlicher Gewichtsverlust in acht Wochen war mit 8 kg größer. Nun, hätten Sie das geglaubt? Sie hatten im Durchschnitt 0,5 kg mehr abgenommen. Wir sind dieser Frage weiter nachgegangen und stellten fest, daß die Gruppe der ›sehr strengen‹ Teilnehmer, die nur gelegentlich tranken, im Durchschnitt 7,5 kg abgenommen hatte und die Nichttrinker, die sich ›streng‹ an die Diät gehalten hatten, mit weniger dabei waren, sie hatten im Durchschnitt 7 kg abgenommen. Ich möchte jetzt natürlich nicht unterstellen, daß Sie durch Alkoholkonsum mehr abnehmen werden, aber ich glaube, daß ein Drink am Abend durchaus entspannend sein kann. Passen Sie aber auf, daß Sie sich nicht so weit entspannen, daß Sie darüber Ihre Diät abbrechen!

Ich habe bereits in Kapitel 3 eine Statistik aufgestellt, aus der ersichtlich ist, von welchen Körperstellen die meisten Zentimeter weggeschmolzen sind, also werde ich die Zahlen hier nicht wiederholen, wenn sie auch noch so wunderbar sind! Hier sind noch einige Antworten auf Fragen, die an keiner anderen Stelle behandelt werden.

Glauben Sie, daß sich Ihre Zellulitis verringert hat?

Einige beantworteten die Frage gar nicht, aber vom Rest antworteten 55,5 Prozent mit einem entschiedenen JA, 10,2 Prozent mit NEIN und die restlichen 34,3 Prozent wußten es nicht genau.

Zellulitis ist die häßliche, schrumplige Haut, von der nur

Frauen befallen werden (und nicht notwendigerweise fettleibige Frauen), an Oberschenkeln, Hüften und Oberarmen. Sie ist häßlich, weil sie die Haut uneben erscheinen läßt, und richtige Vertiefungen in der Haut verursacht, wenn man sie zusammendrückt; ›Orangenhaut‹ ist ein anderer Begriff für diesen mißlichen Zustand. Ich hatte selbst eine dramatische Verbesserung meiner Beine erlebt, als ich aus gesundheitlichen Gründen mit der Diät begann. Ich pflegte mich als ›Miss Zellulitis 198‹ zu bezeichnen! Als ich meine fettarme Diät befolgte, verschwand meine Zellulitis nicht ganz, aber sie verbesserte sich erheblich. Ich bin froh, daß so viele Befolger meiner Spezialdiät die gleiche Erfahrung machten. Jo Hodgart, zum Beispiel, schreibt: »Ich hatte eine *fürchterliche* Orangenhaut an den Oberschenkeln, aber jetzt sind sie fast normal.«

Fühlten Sie sich nach der Diät gesünder?

Ich war daran interessiert, wie sich die Leute nach der Diät fühlten. Überwältigende 89 Prozent behaupteten, sie fühlten sich gesünder, nur 2 Prozent fühlten sich nicht besser, bei 9 Prozent hatte sich nichts geändert.
Auf die Frage **Wie war die Wirkung der Diät auf Haare, Nägel und Haut?** gab es folgende Antworten:

	Verbessert	Verschlechtert	Unverändert
Haare	32,9 %	1,6 %	65,5 %
Nägel	26,9 %	10,5 %	62,6 %
Haut	33,9 %	2,9 %	63,2 %

Ich denke, wenn man jemanden vor Aufnahme dieser Diät nach den *möglichen* Auswirkungen gefragt hätte, hätte die Antwort in den meisten Fällen vermutlich ›Verschlechterung‹ gelautet, da die Eßgewohnheiten so dramatisch verändert wurden. Ich bin von einem so positiven Ergebnis entzückt: ein viel größeres Maß von *Verbesserung* verglichen mit ein wenig Verschlechterung! Dies bestätigt weiter, daß meine Spezialdiät *Schlanke Hüften, schlanke Beine* eine gesunde Diät ist. Oftmals erleben wir eine Verschlechterung unserer Haare und Haut innerhalb von Tagen, wenn wir uns nicht wohl fühlen. Daher muß eine Verbesserung in einer derart kurzen Zeit alle Zweifler ermutigen und beruhigen.

Helena Livingstone schreibt:

»Eine Sache, für die ich Ihnen besonders danken muß, ist die Verbesserung meiner Haut. Sie war immer fahl und fleckig, aber jetzt ist sie strahlend! Es fällt jedem auf, und ich ernte dauernd Komplimente!«

Ich fragte meine Diätteilnehmer, ob sie die Diät genossen haben. Alle, bis auf einen Herrn, antworteten mit JA. (Ich glaube fast, daß er dazu von seiner Frau gezwungen wurde. Armer Mann!)
Auf die Frage nach dem Alkoholkonsum antworteten 30,6 Prozent, daß sie täglich tranken, 44,8 Prozent tranken gelegentlich und 24,6 Prozent überhaupt nicht.
Ich fragte, ob meine Freiwilligen schon früher eine Diät gemacht hätten. 16,9 Prozent hatten erst kürzlich eine Diät gemacht, der Rest nicht. Für 12,9 Prozent war es der erste Versuch mit einer Diät, 50,3 Prozent hatten gelegentlich eine Diät gemacht und 36,3 Prozent hatten schon mehr Abmagerungskuren hinter sich, als sie im Sinn behalten konnten! *Überwältigende 98,2 Prozent waren mit dieser Diät erfolgreicher; 1,8 Prozent behaup-*

teten, nicht erfolgreicher gewesen zu sein. Einige konnte diese Frage nicht beantworten, da sie noch nie eine andere Diät gemacht hatten.

Was war also das Erfolgsgeheimnis meiner Diät? Wie bereits in früheren Kapiteln besprochen, gaben viele Teilnehmer an, daß die Diät leicht zu befolgen sei; sie konnten viel mehr als bei anderen Diäten essen; sie mußten nicht Kalorien zählen; und die Ergebnisse waren sofort sichtbar. Viele Teilnehmer gaben spontan an, daß sich »diese Diät gar nicht wie eine Diät ausnimmt; sie ist eher eine neue Art zu essen«. Ich glaube, daß diese Aussagen deutlich machen, warum diese Diät so erfolgreich ist. Man scheitert an anderen Diäten, weil man sich gedrillt fühlt, Entbehrungen leidet und hungrig ist. Mit meiner Spezialdiät empfinden Sie nichts dergleichen.

Dies wurde auch durch einen anderen Test nachgewiesen, der unabhängig von der Tageszeitung *The Journal* in Newcastle-Upon-Tyne durchgeführt wurde. Während der Werbekampagne für mein Buch hatte ich eine erfreuliche Begegnung mit einer charmanten Dame namens Avril Deane, die Redakteurin für die Frauenkolumne ist. Als sie einen Vorschlag für eine Testreihe machen sollte, die über die Zeitung laufen sollte, schlug sie meine Diät vor. Ich hatte den Eindruck, daß sie nur darauf wartete, daß ich zögere und einen Rückzieher mache. Da ich aber der Wirksamkeit meiner Diät sicher war, befürwortete ich natürlich, daß sie wieder auf den Prüfstand kommt. Die Leser von *Journal* wurden aufgefordert, an den Verlag zu schreiben, und zwölf Personen wurden dann ausgesucht, die Diät acht Wochen lang zu befolgen. Ich hatte keinerlei Kontakt zu ihnen.

Anfang Juni erschien folgender Artikel in *The Journal*:

SCHLANKE BEINE – HIPP HIPP HURRA!

Worte des Lobes von den Lesern für Autorin Rosemary Conley und ihre Spezialdiät *Schlanke Hüften, schlanke Beine*, die wir im Februar groß herausgebracht haben.

Die fettfreie Diät, insbesondere für birnenförmige Leute, hat ihnen geholfen, viele Kilos abzunehmen, und jetzt überzeugen sie ihre Freunde, es auch zu versuchen.

»Ich habe 6,5 kg in acht Wochen abgenommen und ich bin sehr zufrieden«, sagt Frau Maureen Rumfitt, eine unserer Freiwilligen.

»Ich fahre bald in Urlaub und ich werde mit der Diät so lange weitermachen, bis ich das richtige Gewicht erreiche. Ich habe schon andere Abmagerungskuren ausprobiert und in den meisten Fällen wurde nur mein Busen kleiner.«

Maureen, 42, ist Mutter von vier erwachsenen Kindern und hatte schon die Hoffnung aufgegeben, an Hüften und Beinen je abnehmen zu können.

Für Sandra Kitching, 26, mit einer einjährigen Tochter, war die Diät das richtige Mittel, um wieder ihre ideale Größe zu erreichen. Sie nahm 6,5 kg ab.

»Ich habe die überflüssigen Pfunde in sechs Wochen abgenommen und die meiste Zeit war es ziemlich einfach, mich an den Diätplan zu halten. Gelegentlich hatte ich Appetit auf einen Happen Schokolade, aber es gab genug zum Essen und ich litt keinen Hunger«, erzählte Sandra.

Die Postangestellte Sheila Davidson nahm in den ersten acht Wochen 9 kg ab und strebt weitere 6,5 kg an. Ihr Untergang waren die Süßigkeiten, die sie während der Arbeit naschte, und sie war begeistert, daß sie kein Verlangen mehr nach Butter, Margarine und anderen Fetten hegte.

Sie gibt allerdings zu: »Obwohl ich nicht sehr viele Süßigkeiten gegessen habe, vermisse ich den Kuchen an Wochenenden, insbesondere wenn die Kinder davon essen.«

Die ausführlich ausgefüllten Fragebögen unserer Leser werden an Rosemary Conley weitergeleitet, die sie auswerten will und versprochen hat, die Daten in ihr nächstes Buch einzubringen. Vielen Dank an Sie alle!

Zu dem Zeitpunkt, als ich dieses Buch schrieb, hatte ich tatsächlich nur zwei Fragebögen erhalten (anscheinend waren die Mitglieder der Versuchsgruppe telefonisch für diesen Artikel befragt worden). Die beiden Freiwilligen, die mir ihre Fragebögen rechtzeitig zukommen ließen, waren Alison Hall und Linda Towns. Alison schreibt:

»Vor der Diät habe ich bei mir Maß genommen und die Angaben an Avril Deane geschickt. Ich hatte das Gefühl, daß ich durch das ständige Maßnehmen mit der Diät aufhören würde. Ich probierte dafür alle Kleider, die ich in den letzten zwei Jahren nicht tragen konnte, und dies wirkte. Diese Diät bedeutete für mich, daß ich leben kann, ohne mich damit beschäftigen zu müssen, was ich essen kann und was nicht. Ich kann diese Diät jedem empfehlen, der Übergewicht hat. Durch diese Diät habe ich gelernt, mich gesund zu ernähren.
Ich danke Ihnen, Rosemary.«

Alison hat 5 kg abgenommen. Sie hat 5 cm an Brustumfang, 9 cm an der Taille, 8 cm von den Hüften, 7,5 cm bzw. 5 cm von jedem Oberschenkel abgenommen.

Linda Towns hat von 66 auf 55 kg abgenommen und sagt:
»Ich war seit dreizehn Jahren nicht mehr so schlank. Ich fahre bald in Urlaub. Danach werde ich die Diät wieder

aufnehmen in dem Bewußtsein, daß ich endlich ein Mittel gefunden habe, *ohne* große Anstrengungen abzunehmen.

Ich danke Ihnen!«

Zusammen mit ihren 11 kg hat Linda auch 5 cm vom Brustumfang, 10 cm an der Taille, 10 cm an den Hüften, 8 cm von jedem Oberschenkel, 5 cm von jedem Knie und 2,5 cm von jedem Arm abgenommen. Kein Wunder, daß sie zufrieden ist!

8

Die Diät – erweiterte Version

Die folgende Diät beruht auf der ursprünglichen Versuchsdiät, wurde jedoch aufgrund der Anmerkungen der Testgruppe abgeändert, um allen Geschmäckern gerecht zu werden. Sie wurde erweitert, um alle möglichen gesellschaftlichen Anforderungen zu berücksichtigen, sei es aus finanziellen oder praktischen Gründen, allein schon um die Mitnahme von Essen in die Arbeit zu ermöglichen. In diesem Buch bin ich auch auf die Bedürfnisse der Vegetarier eingegangen.

Diese Diät enthält viele neue Menüvorschläge, aber für eine leichtere Handhabung habe ich auch die Rezepte aus der ersten Spezialdiät hier angeführt. Das Ergebnis ist eine große Vielfalt von Speisen, die jeden Geschmack befriedigen sollen, für Leute mit einem großen Appetit und Leute mit einem kleinen Appetit, für solche, die gerne kochen, und andere, die es in der Küche lieber einfach halten. Sobald Sie allerdings mit dem Fettgehalt der Nahrungsmittel vertrauter werden, zu dem die Tabellen in Kapitel 13 einen Leitfaden darstellen, werden Sie in der Lage sein, Ihren eigenen Diätplan zusammenzustellen. Ich habe in diesem Kapitel auch eine Liste mit absolut verbotenen Lebensmitteln aufgenommen, um Ihnen von vornherein zu sagen, auf was Sie verzichten müssen. Wenn Sie mogeln und ganze Tafeln Schokolade und Tüten voll gesalzener Erdnüsse verdrücken wollen, wenn Ihnen keiner zuschaut, können Sie dieses Buch auch jemand anderem geben. Es ist *erwiesen*, daß diese Diät Ihnen zu der Figur verhelfen wird, von der Sie nicht einmal zu träumen wagten. Aber es gibt nur eine Person, durch die Sie das erreichen können — und das sind SIE.

Sie werden wahrscheinlich überrascht sein, daß Sie während dieser Diät viel mehr essen dürfen als bei anderen Kuren und daß Sie bei der Gestaltung Ihres Speiseplans sehr viele Freiheiten haben. Sie dürfen drei Mahlzeiten am Tag zu sich nehmen und einige alkoholische Getränke als Draufgabe! Sie werden über die schnellen Ergebnisse überrascht sein, sowohl gemessen in Kilogramm als auch in Zentimeter, und dies wird Sie ermutigen, weiterzumachen. Die zusätzlich gewonnene Energie und das verbesserte Allgemeinbefinden, die so vielen Diätteilnehmern zugute kamen, kamen in Briefen und Fragebögen als Glücksgefühl und Zufriedenheit zum Ausdruck. Es war für mich wunderbar, von solchem Erfolg meiner Diätteilnehmer zu lesen.

Bedenken Sie nur, daß dies wahrscheinlich die letzte Diät sein wird, die Sie je befolgen! Können Sie sich vorstellen, wie schön das ist? Also los! Sie haben nichts zu verlieren — außer Pfunde und Zentimeter.

Anweisungen für die Diät

Essen Sie drei Mahlzeiten am Tag, die Sie jeweils aus der Menüliste für Frühstück, Mittagessen und Abendessen auswählen. Die Menüs für das Abendessen bieten drei

Gerichte an. Davon können Sie eines, falls notwendig, für eine spätere Zwischenmahlzeit verwenden. Versuchen Sie jedoch, die Routine mit den drei Mahlzeiten einzuhalten.

Tagesration

250 ml ($\frac{1}{4}$ l) entrahmte, fettarme Milch
oder 200 ml teilentrahmte Milch
2 alkoholische Getränke (auf Wunsch)

Hinweise

- ›Beliebig viel Gemüse‹ bezieht sich sowohl auf Kartoffeln als auch auf andere Gemüsesorten, vorausgesetzt, sie sind gekocht und ohne Fett zubereitet. Pasta — ohne Eier und Fett — kann Kartoffeln, Reis oder ähnliche kohlehydrathaltige Speisen ersetzen.

- ›Ein Stück Obst‹ bedeutet ein Apfel, eine Apfelsine usw. oder ca. 100 g Obst, z.B. eine 100-g-Scheibe Ananas.

- Rotes Fleisch: Vergessen Sie nicht, den Verzehr von rotem Fleisch auf zweimal pro Woche zu reduzieren.

- Eine dünne Bratensauce kann durchaus zu den Gerichten am Abend verzehrt werden, vorausgesetzt sie ist aus Saucenpulver und nicht aus Granulat gemacht. Gießen Sie nicht den Fleischfond aus der Pfanne hinzu, da er fetthaltig ist.

- Der verwendete Joghurt sollte fettarm und kalorienarm sein, z.B. die bekannten Diätmarken. Bei Hüttenkäse und Quark sollten Sie die fettarme Sorte wählen.

- Gebackene Kartoffeln sind ohne Mengenangaben und Einschränkungen aufgeführt. Essen Sie, soviel

Sie möchten, um Ihren Appetit zu befriedigen (vgl. auch meine Kommentare in Kapitel 2).

Zwischenmahlzeiten

Geraspelte Gurken, Sellerie, Karotten, Tomaten und Paprikaschoten dürfen zwischen den Mahlzeiten verzehrt werden, falls notwendig.

Die Diät

Teil 1: Frühstück

Wählen Sie ein Gericht aus

Getreideflocken

Folgende Getreidegerichte können mit entrahmter Milch aus der Tagesration und 1 TL braunem Zucker angerichtet werden.

1. 25 g Haferflocken in Wasser gekocht, mit 2 TL Honig, kein Zucker.
2. Selbstgemachtes Müsli (Rezept 1).
3. 25 g Kleie, eventuell mit Sultaninen.
4. 25 g Cornflakes oder andere Getreideflocken.
5. 25 g Vollkornweizenflocken.

Obst

Bemerkung: ›Diätjoghurt‹ bezeichnet fettarmen, kalorienreduzierten Joghurt.

1. 1 Banane mit 150 g Joghurt (jede Geschmacksrichtung).

2. 100 g Pfirsiche aus der Dose in natürlichem Saft und 150 g Diätjoghurt (jede Geschmacksrichtung).

3. 5 Zwetschgen in natürlichem Saft und 150 g Naturjoghurt, fettarm.

4. 5 Zwetschgen in natürlichem Saft und eine halbe Scheibe Toastbrot mit 1 TL Marmelade.

5. 4 gedörrte Aprikosen, eingeweicht (Rezept 2), mit 150 g Diätjoghurt (jede Geschmacksrichtung).

6. Soviel frisches Obst wie Sie mögen, aber auf einmal gegessen.

7. 150 g gedünstetes Obst (ohne Zucker) und Diätjoghurt (jede Geschmacksrichtung).

8. 150 g Früchtekompott (z. B. Orangen, Grapefruit, Pfirsiche, Ananas, Birnen — alle in natürlichem Saft).

9. Eine ganze Grapefruit und 150 g Diätjoghurt (jede Geschmacksrichtung).

Kalte und warme Frühstücksgerichte

1. 200 g überbackene Bohnen (Baked beans) auf 1 Scheibe (25 g) Toastbrot.

2. 4 Tomaten und 1 Scheibe (40 g) Toastbrot.

3. 50 g sehr magerer Frühstücksspeck (alles Fett entfernen) mit unbegrenzt vielen Tomaten.

4. Eine halbe Grapefruit und 1 Scheibe (40 g) Toastbrot mit 2 TL Marmelade.

5. 50 g magerer Schinken, 2 Tomaten und 1 frisches Vollkornbrötchen.

6. 50 g gepökelte Hähnchen- oder Truthahnbrust, 2 Tomaten und 1 frisches Vollkornbrötchen.

7. 50 g geräucherte Truthahnbrust und 1 frisches Vollkornbrötchen.

8. 25 g sehr magerer Frühstücksspeck (alles Fett entfernen) mit 100 g Pilzen, die zuvor in Gemüsebrühe gedünstet wurden, 50 g überbackene Bohnen (Baked beans), 4 frische gegrillte Tomaten.

9. 25 g sehr magerer Frühstücksspeck (alles Fett entfernen) mit 100 g Pilzen, die zuvor in Gemüsebrühe gedünstet wurden, 4 frische gegrillte Tomaten und eine halbe Scheibe Toastbrot.

Teil 2: Mittagessen

Wählen Sie ein Gericht aus

Obst

1. Ananas-Boot (Rezept 3).
2. Grapefruit-Cocktail mit Garnelen (Rezept 4).
3. 4—5 Stück frisches Obst (z. B. 1 Orange, 1 Apfel, 1 Birne, 100 g Zwetschgen).
4. 200 g frischer Obstsalat mit 150 g Diätjoghurt.
5. 2 Stück frisches Obst und 2 × 150 g Diätjoghurt.

Gerichte zum Mitnehmen

1. 2 Scheiben Brot, bestrichen mit fettarmem Salatdressing, belegt mit Kopfsalat und Garnelen.

2. Inhalt einer kleinen Dose überbackener Bohnen (Baked beans) mit zerkleinertem Kopfsalat, Tomaten, Zwiebeln, Sellerie, Gurke.

3. 2 Scheiben Brot mit 25 g Schinken, 1 Tomate und eingelegtem Essigemüse.

4. 4 Scheiben Knäckebrot mit 50 g eingelegtem Essiggemüse und 4 Scheiben Truthahn- oder Hähnchenbraten, *oder* 50 g Hähnchen- oder Truthahnbrust mit 2 Tomaten, 1 Stück Obst.

5. Hähnchenschenkel (ohne Haut), gemischter Salat (Kopfsalat, Tomaten, Zwiebeln, Sellerie, Gurke), Sojasauce *oder* Worcestersauce und Naturjoghurt (fettarm).

6. 4 Scheiben Knäckebrot mit fettarmem Hüttenkäse, garniert mit Garnelen.

7. 4 Scheiben Knäckebrot mit fettarmem Käseaufstrich, garniert mit Salat.

8. 100 g rote Kidney-Bohnen, 100 g Mais, zerkleinerte Gurke, Tomaten, Zwiebeln und ein Naturjoghurt.

9. 4 × 150 g Diätjoghurt (jede Geschmacksrichtung).

10. Gemischter Salat aus Kopfsalat, Tomaten, Gurke, Zwiebeln, geriebenen Karotten etc., mit Garnelen, Shrimps, Herzmuscheln, Hummer *oder* Krabben (insgesamt 150 g Meeresfrüchte) und Dressing für Meeresfrüchte (Rezept 5).

11. 4 Scheiben Knäckebrot mit Hüttenkäse, der je

nach Gechmack angerichtet werden kann, mit Tomaten und beliebig viel Salatgemüse.

12. 1 Teller Diätsuppe, 2 Scheiben Knäckebrot mit fettarmem Hüttenkäse *oder* Streichkäse, mit Salatgemüse garniert, 150 g Diätjoghurt.

13. 1 Teller Diätsuppe, 2 Stück frisches Obst, 150 g Diätjoghurt.

14. 1 Teller Diätsuppe, 1 dünne Scheibe Brot, angerichtet mit 1 TL fettarmem Salatdressing, Salat und 6 g geriebenem fettarmen Cheddar *oder* anderem Hartkäse.

15. Dreifach-Sandwich — aus 3 dünnen Scheiben Brot, belegt mit 25 g Truthahn- oder Hähnchenbraten oder 50 g Hüttenkäse, Kopfsalat, Tomaten, Gurke, Salatzwiebeln. Bestreichen Sie das Brot mit einer fettfreien süßen Sauce Ihrer Wahl oder einem kalorienarmen Salatdressing.

16. 3 Scheiben Knäckebrot mit 50 g Sardinen in Tomatensauce, garniert mit Tomatenscheiben.

17. Sandwich aus 2 Scheiben Vollkornbrot, bestrichen mit Dressing für Meeresfrüchte (Rezept 5), mit 50 g mariniertem Lachs und Gurken.

18. Eine Schüssel Reis mit 150 g Diätjoghurt.

19. 4 Scheiben Vollkornbrot als Riesensandwich. Das Brot mit fettarmem Salatdressing bestreichen und mit viel Salatgemüse, z. B. Kopfsalat, Gurke, Zwiebel, Kresse, Tomate, rote Bete, grüne und rote Paprikaschoten, belegen.

20. Reissalat: eine Schüssel zerkleinerte Paprikaschoten, Tomaten, Zwiebeln, Erbsen, Mais und Gurken vermischt mit gekochtem Naturreis, mit Sojasauce abgeschmeckt.

Kalte Gerichte

1. Curry-Huhn mit Joghurt-Salat (Rezept 6).

2. Meeresfrüchte-Salat (Rezept 7).

3. Käsesalat mit Garnelen und Spargel (Rezept 8).

4. Hähnchenteile (ohne Haut) oder Garnelen, serviert mit einem gemischten Salat aus Kopfsalat und Tomaten, mit Sojasauce oder Joghurtdressing (Rezept 9) angerichtet.

5. Krabben- und Spargel-Sandwich: 2 Scheiben Vollkornbrot mit Dressing für Meeresfrüchte bestreichen (Rezept 5). Frische Krabben oder Krabben aus der Dose auf dem Brot verteilen und das Sandwich mit Spargel anrichten.

6. Karottensalat mit Orangen (Rezept 10).

7. Kidney-Bohnensalat (Rezept 11).

8. 100 g Hüttenkäse (beliebig abgeschmeckt) mit einem großen gemischten Salat und Karottensalat (Rezept 12).

9. Großer Salat mit Garnelen und ein Karottensalat (Rezept 12), mit Naturjoghurt (fettarm) angerichtet.

10. 200 g fettarmer Hüttenkäse, mit 2 Birnenhälften aus der Dose, zerkleinertem Apfel und Sellerie, angerichtet auf Salatblättern und mit Tomaten und Gurke dekoriert.

11. 50 g Sardinen in Tomatensauce und ein großer Salat mit Vinaigrette ohne Öl mit Orangen und Zitronen (Rezept 13).

12. 50 g marinierter Lachs mit einem großen Salat und Minz-Joghurt-Dressing.

13. Gemischter Salat aus 100 g Krautsalat (kalorien-

reduziert) und 100 g Kartoffelsalat (kalorienreduziert), plus 50 g Garnelen *oder* 50 g Hähnchen.

14. 4 Scheiben Knäckebrot mit kalorienarmem
Krautsalat, mit Salat garniert.

Warme Gerichte

1. Erbsensuppe mit Schinken (Rezept 14).

2. Pellkartoffeln mit 200 g überbackenen Bohnen
(Baked beans) aus der Dose.

3. 2 Scheiben Vollkorn-Toast mit 450 g überbackenen Bohnen (Baked beans) aus der Dose.

4. Gebackene Kartoffeln mit fettarmem Hüttenkäse
und Salat (der Hüttenkäse kann mit Schnittlauch,
Zwiebeln, Ananas etc. abgeschmeckt werden).

5. Gebratene Äpfel (1 oder 2 Stück), gefüllt mit
25 g Dörrobst, etwas Semmelbröseln und gesüßt
mit Honig oder Süßstoff, mit fettarmem Naturjoghurt serviert.

6. Klare Brühe oder Gemüsesuppe mit 1 Scheibe
Toastbrot, danach 2 Stück frisches Obst.

7. Gebackene Kartoffeln mit 25 g Roastbeef *oder*
Schweinebraten *oder* gekochtem Schinken
(alles Fett entfernen) *oder* 50 g Hähnchenfleisch
(ohne Haut), mit eingelegtem Essiggemüse oder
Salat servieren.

8. 2 Scheiben Vollkorn-Toast mit einer kleinen
Dose überbackenen Bohnen (Baked beans) und
Tomaten.

9. Gebackene Kartoffeln (Rezept 79) mit Mais und Salat.

10. Gebackene Kartoffeln mit geriebenen Karotten, gehackten Zwiebeln, Tomaten, Mais und Paprikaschoten, garniert mit Naturjoghurt.

11. Gebackene Kartoffeln gefüllt mit 100 g Hüttenkäse, der mit 4 TL Tomatenmark und schwarzem Pfeffer abgeschmeckt wurde.

12. Gebackene Kartoffeln mit 100 g Krautsalat mit Garnelen.

13. Gebackene Kartoffeln mit 100 g Krautsalat.

14. Gebackene Kartoffeln mit 100 g Krautsalat, mit Knoblauch und Kräutern abgeschmeckt.

15. Gebackene Kartoffeln mit Barbecue-Sauce (Rezept 15).

16. Gebackene Kartoffeln mit Hähnchen und Paprikaschoten (Rezept 16).

17. Gebackene Kartoffeln mit zerkleinertem Gemüse und Joghurtdressing (Rezept 17).

18. Gebackene Kartoffeln mit Garnelen und Mais (Rezept 18).

19. 50 g Diät-Burger (vegetarisch) mit einem großen Salat.

Teil 3: Abendessen

Wählen Sie aus jeder Kategorie ein Gericht aus,
d. h. je eine Vorspeise
ein Hauptgericht
(vegetarisch oder nicht-vegetarisch)
ein Dessert

Vorspeisen

1. Rohkostplatte (Rezept 19).
2. Hähnchensuppe mit Pilzen (Rezept 20).
3. Orangen-Grapefruit-Cocktail (Rezept 21).
4. Melonen-Salat mit Garnelen (Rezept 22).
5. Gefüllte Birne (Rezept 23).
6. Französische Tomaten (Rezept 24).
7. Grapefruit-Stücke in natürlichem Saft.
8. Melonenkugeln in kalorienarmem Ginger Ale.
9. Klare Brühe.
10. Knoblauch-Pilze (Rezept 25).
11. Melonen-Salat (Rezept 26).
12. Ratatouille (Rezept 27).
13. Ein Stück Melone.
14. Eine halbe Grapefruit.
15. Überbackene Grapefruit (Rezept 28).

Hauptgerichte mit Fleisch und Fisch

1. Gebratene Hähnchen und Gemüse (Rezept 29).

2. Schellfisch nach Florentiner Art (Rezept 30) mit beliebig viel Gemüse.

3. Hähnchen Veronique (Rezept 31) mit Lyoner Kartoffeln (Rezept 32) und beliebig viel Gemüse.

4. Tandoori-Hähnchen (Rezept 33).

5. Schäfer-Pastete (Rezept 34).

6. Curry-Fisch mit Reis (Rezept 35).

7. Steak Surprise (Rezept 36) mit gebackenen Kartoffeln, gedünsteten Pilzen und beliebig viel Gemüse.

8. 200 g gedünsteter, gegrillter oder in der Mikrowelle gebratener weißer Fisch (Kabeljau, Scholle, Wittling, Schellfisch, Seezunge, Heilbutt) mit beliebig viel Gemüse.

9. 200 g Hähnchenfleisch (mit Knochen und gegart abgewogen), ohne Haut gebraten, in Barbecue-Sauce (Rezept 37), mit gebackenen Kartoffeln oder Naturreis und beliebig viel Gemüse.

10. Pot-au-feu (Rezept 38).

11. Spaghetti Bolognese (Rezept 39).

12. Gegrillte Hähnchen- oder Truthahn-Spieße (Rezept 40) mit Naturreis.

13. 50 g Schweinefleisch vom Grill (alles Fett entfernen), mit Ananas-Sauce und beliebig viel Gemüse.

14. Forelle gedünstet oder gegrillt oder in der Mikrowelle gegart, mit Garnelen gefüllt, mit einem großen Salat oder verschiedenen Gemüsesorten.

15. 150 g Kalbs- oder Lammleber, mit Zwiebeln geschmort, mit beliebig viel Gemüse.

16. 150 g Truthahn (ohne Haut) mit Preiselbeersauce, überbackenen Kartoffeln und beliebig viel Gemüse.

17. 100 g Lammfleisch, von dem das ganze Fett entfernt wurde, im Backofen gebraten, mit überbackenen Schwarzwurzeln (Rezept 82) und beliebig viel Gemüse.

18. 150 g Hähnchenfleisch (ohne Haut) gedünstet, gegrillt, im Backofen oder in der Mikrowelle gebraten, mit beliebig viel Gemüse.

19. Hähnchen- oder Garnelen-Chop-Suey (Rezept 41) mit Naturreis.

20. Curry-Huhn (Rezept 43) mit Naturreis.

21. 50 g gegrillter *oder* gebratener Räucherschinken *oder* Räucherspeck, von dem das ganze Fett entfernt wurde, mit Ananas und beliebig viel Gemüse.

22. Fischauflauf (Rezept 44) mit beliebig viel Gemüse.

23. 50 g gegrillter Frühstücksspeck, von dem das ganze Fett entfernt wurde, mit gegrillten Tomaten, überbackenen Bohnen (Baked beans) und Pell- oder Salzkartoffeln.

24. 100 g Ente im Backofen gebraten (ohne Haut) mit beliebig viel Gemüse.

25. Chinesisches Huhn (Rezept 45).

26. Fisch-Risotto (Rezept 46).

Vegetarische Hauptgerichte

1. Gefüllter Kürbis (Rezept 47) mit beliebig viel Gemüse.

2. Gemüseauflauf (Rezept 48).

3. Gemüse nach Schäfer-Art (Rezept 50) mit beliebig viel Gemüse.

4. Curry-Gemüse (Rezept 51) auf Naturreis.

5. Chili con Tofu (Rezept 52) mit Naturreis.

6. Vegetarisches Chili (Rezept 53) mit Naturreis.

7. Spaghetti Bolognese für Vegetarier (Rezept 54).

8. Pilze Stroganoff (Rezept 55) mit beliebig viel Gemüse.

9. Bohnensalat (Rezept 56) mit kaltem, gekochtem Naturreis und Sojasauce.

10. Kichererbsenpüree mit Rohkost (Rezept 57).

11. Gewürzter Bohnentopf (Rezept 58) mit beliebig viel Gemüse.

12. Gemüsespieß (Rezept 59) mit Reis und Mais.

13. Gemüsetopf (Rezept 60) mit Naturreis oder Lyoner Kartoffeln (Rezept 32).

14. Dreierlei Bohnensalat (Rezept 61) mit Salat und kaltem, gekochtem Naturreis.

15. Gefüllte Paprikaschoten (Rezept 62) mit Salat.

16. Bohnentopf (Rezept 63).

17. Kichererbsentopf mit Fenchel (Rezept 64).

18. Gemüse-Chop-Suey (Rezept 42) mit Naturreis.

19. Tofu-Gulasch (Rezept 49).

20. Diät-Burger (125 g) mit beliebig viel Gemüse oder einem großen Vollkornbrötchen.

Hinweise für Vegetarier

Vegetarier können folgende Nahrungsmittel in ihre Menüs aufnehmen:

1 Ei — dreimal die Woche.
25 g fettreduzierter Edamer an Tagen ohne Eierverzehr.
ODER
25 g fettreduzierter Brie.
(Käse mit normalem Fettgehalt sollte nicht verwendet werden.)

Folgende Hülsenfrüchte können in eigenen Rezepten je nach Wunsch verzehrt werden. Versuchen Sie jedoch, nicht mehr als 150 g gekochte Hülsenfrüchte je Portion zu verzehren:

Grüne Bohnen	Erbsen
Wachsbohnen	Linsen
Kichererbsen	Mungobohnen
Rote Kidney-Bohnen	Saubohnen

Desserts

1. Baiser-Körbchen, gefüllt mit Himbeeren und mit Himbeerjoghurt verziert.

2. Früchtecreme (Rezept 65).

3. Gefüllte Äpfel mit Naturjoghurt.

4. 100 g frischer Obstsalat vermischt mit 100 g Naturjoghurt.

5. Gedünstetes Obst (ohne Zucker) mit 50 g fettarmer Eiercreme (Rezept 66).

6. Apfelschaum mit schwarzen Johannisbeeren (Rezept 67).

7. Orangensorbet mit Ananas (Rezept 68).

8. Himbeermousse (Rezept 69).

9. In Scheiben geschnittene Bananen, mit Himbeerjoghurt verziert.

10. Frische Erdbeeren oder Himbeeren mit Diätjoghurt.

11. Birnen in Rotwein (Rezept 70).

12. Ananas in Kirschwasser (Rezept 71).

13. Orangen in Cointreau (Rezept 72).

14. In Scheiben geschnittene Bananen mit frischen Himbeeren oder Erdbeeren.

15. In Scheiben geschnittene frische Pfirsiche mit frischen Himbeeren.

16. Zwei Stück frisches Obst Ihrer Wahl.

17. Ananas-Boot (Rezept 3).

18. Diät-Milchreis (Rezept 73).

19. Früchtesorbet (Rezept 74).

20. Birnenbaiser (Rezept 75).

21. 200 g frischer Obstsalat.
22. Diätjoghurt, evtl. mit Früchten.
23. Gedünsteter Rhabarber, mit Süßstoff gesüßt, mit Rhabarber-Diätjoghurt angerichtet.
24. Fettarmer Frischkäse — jede Geschmacksrichtung.

Getränke

Sie können Tee und Kaffee nach Belieben trinken, solange Sie ihn schwarz trinken oder mit Milch, sofern die Tagesration nicht überschritten wird. Nehmen Sie lieber Süßstoff als Zucker.

Sie dürfen zwei alkoholische Getränke am Tag zu sich nehmen. Ein Getränk bedeutet: ein Gläschen Schnaps *oder* ein Glas Wein *oder* ein Likörglas Sherry *oder* ein Glas Bier (¼ l). Sie sollten nur Diätlimonade zum Mischen benützen, und diese wiederum können Sie nach Belieben trinken.

Sie dürfen so viel Wasser trinken, wie Sie wollen. Mineralwasser mit wenig Kohlensäure ist empfehlenswert.

Trauben-, Apfel-, ungesüßter Orangen-, Grapefruit-, und Ananassaft oder Saft von exotischen Früchten sollten nur in Maßen getrunken werden.

Rezepte für wohlschmeckende, kalorienarme Getränke finden Sie im Rezeptteil.

Saucen und Dressings

Saucen, die ohne Fett und mit fettarmer Milch aus der Tagesration zubereitet werden, können in Maßen verzehrt werden. Dünne Bratensauce, die aus Saucenpulver, aber nicht aus Granulat gemacht wurde, kann ebenfalls zu den Hauptgerichten serviert werden. Für Salate wählen Sie ein fettfreies Dressing aus dem Rezeptteil. Benützen Sie gelegentlich auch das Dressing für Meeresfrüchte, je nachdem, welches Menü Sie ausgewählt haben. Sojasauce und Worcestersauce, Zitronensaft oder Essig können Sie nach Belieben verwenden.

Teil 4: Täglicher Nährwertbedarf

In Ihrem täglichen Menü sollten stets enthalten sein:

- 150 g proteinhaltige Nahrungsmittel (Fisch, Geflügel, Hüttenkäse, überbackene Bohnen).

- 350 g Gemüse (einschließlich Salat).

- 350 g frisches Obst.

- 150 g Kohlenhydrate (Brot, Getreideflocken, Kartoffeln, Reis, Pasta).

- 150 g fettarmer Joghurt.

- 250 ml (¼ l) fettarme Milch.
(Bei den angegebenen Mengen handelt es sich um Mindestmengen.)

Ich empfehle auch, daß Sie täglich eine Multivitamintablette einnehmen, um ganz sicher zu gehen, daß Sie alle Vitamine bekommen.

Teil 5: Die Verbotsliste

Diese Nahrungsmittel sind strengstens verboten, solange Sie die Diät machen. Einige werden im Langzeitdiätprogramm wieder eingeführt:

- Butter, Margarine und ähnliche Produkte
- Süße Sahne, saure Sahne, Vollmilch
- Schmalz, Öl (jede Sorte), Bratenfett, Rindertalg usw.
- Milchpudding jeder Art
- In Öl ausgebackene Lebensmittel jeder Art
- Fett und Haut von jedem Fleisch, Geflügel usw.
- Alle Käsesorten außer fettarmem Hüttenkäse, sofern im Menü nicht anders angegeben
- Eigelb (das Eiweiß kann nach Belieben gegessen werden)
- Fetter Fisch, z. B. Makrele, Kipper, Rollmops, Aal, Hering, Sardine, Bückling, Thunfisch, Sprotte, Breitling
- Alle Nüsse außer Eßkastanien
- Sonnenblumenkerne
- Gans
- Alle fetten Fleischsorten
- Avocados

Teil 6: Ausgleichsmenü
nach einer Völlerei

Es ist unausweichlich, daß Sie gelegentlich eingeladen werden und für diese Diät verbotene Speisen serviert bekommen. Es kann ein Abendessen im Restaurant sein, eine Hochzeit oder eine einfache Party, wo das Buffet sehr reichhaltige Speisen bietet. Buffets sind in der Tat das Schlimmste! Der oder die Diätteilnehmer(in) wird kaum widerstehen können, einmal zu probieren — ›was nichts schaden kann‹ — und dann kann er oder sie nicht aufhören!

Das Ausgleichsmenü nach einer solchen Völlerei *soll höchstens einen Tag lang* befolgt werden. Wenn Sie öfter darauf zurückgreifen, werden Sie Ihren Stoffwechselrhythmus stören und das Abnehmen mit der eigentlichen Diät wird weniger wirksam.

Frühstück

Ein Stück Melone.

Mittagessen

Einen Teller Diätsuppe.
Diätjoghurt.

Abendessen

Ein großer Salat aus Kopfsalat, Gurke, Tomaten, Pilzen, Zwiebel, geriebenen Karotten, Kraut.
100 g überbackene Bohnen (Baked beans) ODER 50 g Hähnchenbrust ODER 50 g Hüttenkäse.
Sojasauce.

Zwischenmahlzeit

150 ml Tomatensaft.

Getränke

100 g fettarme Milch für Tee und Kaffee.
Beliebige Menge Diätsäfte, Diätlimonade usw.

9

Rezepte

Selbstgemachtes Müsli
(1 Portion)

15 g Haferflocken
15 g Sultaninen oder
½ Banane
2 TL Kleie

1 Apfel, geraspelt oder
kleingeschnitten
Milch aus der Tagesration
oder 50 g Naturjoghurt

Alle Zutaten vermischen und eventuell mit Honig abschmecken.
Alternative: Alle Zutaten außer der Banane vermischen und mit der Milch über Nacht ziehen lassen.

Eingeweichte Aprikosen oder Zwetschgen

Gedörrtes Obst über Nacht in heißem, schwarzem Tee quellen lassen, eventuell mit Süßstoff und einer Prise Zimt abschmecken.

Ananas-Boot

(2 Portionen)

1 mittelgroße frische
Ananas
200 g Obst nach Wahl
250 g Diätjoghurt (jede
Geschmacksrichtung)

Kirschen oder Erdbeeren
zum Verzieren

Ananas von oben nach unten in zwei Hälften schneiden. Blätter nicht wegschneiden, da sie dekorativ sind. Ananasfleisch herausschneiden, den Strunk entfernen und das Fruchtfleisch in Würfel schneiden.

Das andere Obst waschen und ebenfalls würfeln, mit Ananas vermischen. In der hohlen Ananasschale anrichten und mit Joghurt verzieren.

Kalt stellen und vor dem Servieren mit einer Kirsche oder Erdbeere dekorieren.

REZEPT 4

Grapefruit-Cocktail mit Garnelen

(2 Portionen)

1 frische Grapefruit
150 g geschälte Garnelen

150 g Diätjoghurt
mit Grapefruitgeschmack
oder Naturjoghurt

Die Grapefruit schälen, in Scheiben schneiden und auf einem Teller anrichten.

Die frischen Garnelen darüberstreuen und mit Joghurt garnieren.

Dressing für Meeresfrüchte

(2 Portionen)

2 EL Tomatenketchup *Saft einer Zitrone*
1 EL kalorienarmer Salat-
dressing (Vinaigrette
mit wenig Öl)

Alle Zutaten vermischen und entsprechend dem Menü-vorschlag benützen.

Curry-Huhn mit Joghurt-Salat

(1 Portion)

50 g gegarte Hähnchen- *1 TL Currypulver*
brust, in Würfel *beliebig viel Blattsalat*
geschnitten
150 g Naturjoghurt
(fettarm)

Joghurt und Currypulver vermischen und die in Würfel geschnittene Hähnchenbrust darunterrühren.
Auf Salatblättern anrichten.

Meeresfrüchte-Salat

(4 Portionen)

4 Fischfilets, gegart und
zerkleinert
50 g Garnelen
evtl. 50 g Krabben
Kopfsalatblätter

Tomatenviertel
Gurkenscheiben
2 Zitronenviertel
Dressing für Meeres-
früchte (Rezept 5)

Schalentiere und Fisch vermischen und auf dem Salatbett anrichten. Mit Tomatenvierteln, Gurkenscheiben
und Zitronenvierteln garnieren, mit Dressing beträufeln.

Käsesalat mit Garnelen und Spargel

(2 Portionen)

100 g Hüttenkäse
150 g geschälte Garnelen
4 EL gewürfelte Gurken
beliebig viel Kopfsalat
oder Brunnenkresse

200 g Spargel (evtl.
Spargelspitzen aus der
Dose)
frisch gemahlener
schwarzer Pfeffer

Hüttenkäse, Garnelen und Gurken vermischen, mit Pfeffer abschmecken. Den Spargel schälen und kochen.
Die Garnelenmischung auf dem Salat oder der Brunnenkresse anrichten und mit Spargelstücken dekorieren.

Joghurtdressing

150 g Naturjoghurt *Salz*
Saft von 1 Zitrone *frisch gemahlener Pfeffer*

Alle Zutaten vermischen und als Salatdressing verwenden.

Karottensalat mit Orangen

(1 Portion)

1 große Orange *100 g fettarmer Hütten-*
verschiedene Salate *käse*
(z. B. Kopfsalat, Gurke, *100 g geriebene Karotten*
Zwiebel, Kraut, Chicoree,
Endiviensalat)

Die Orange schälen und in Scheiben schneiden. Scheiben auf den Salatblättern anrichten.
Hüttenkäse in die Mitte geben, die geriebenen Karotten darüber verteilen. Mit Orangen-Vinaigrette ohne Öl (Rezept 13) abschmecken.

Kidney-Bohnensalat

(1 Portion)

200 g rote Kidney-
Bohnen, gekocht
100 g Kartoffeln, gekocht,
klein geschnitten
100 g Erbsen, gekocht

Zwiebelringe, frisch
150 g Naturjoghurt
verschiedene Blattsalate
gehackte Minze

Bohnen, Erbsen, Kartoffeln und Minze mit dem Joghurt vermischen und auf einem Salatbett anrichten. Mit Zwiebelringen dekorieren.

Karottensalat

(1 Portion)

2 große frische Karotten,   *25 g Sultaninen*
geschält

Karotten raspeln und mit Sultaninen vermischen. Mit Salat oder auf gebackenen Kartoffeln servieren.

Vinaigrette ohne Öl mit Orangen und Zitronen

100 g Weinessig
4 EL Zitronensaft
4 EL Orangensaft
geriebene Schale von
1 Zitrone

$\frac{1}{2}$ TL französischer Senf
1 Prise Knoblauchpulver
frisch gemahlener
schwarzer Pfeffer

Alle Zutaten in eine Schüssel geben und gut verrühren. Im Kühlschrank aufbewahren und innerhalb von zwei Tagen aufbrauchen.

Erbsensuppe mit Schinken

(4 Portionen)

1 Zwiebel, geschält und
gehackt
450 g geräucherter
Schinken (gewogen,
nachdem das Fett entfernt
wurde)
450 g Kartoffeln, geschält
und geviertelt

100 g getrocknete Erbsen
(über Nacht quellen
lassen)
ca. 1$\frac{1}{2}$ l Wasser
gemischte Kräuter

Schinken und Zwiebeln mit dem Wasser zum Kochen bringen, eine Stunde köcheln. Abkühlen lassen und Fett abschöpfen. Erneut aufkochen und Kartoffeln und Erbsen hinzufügen, 1—2 Stunden köcheln. Mit einer Prise gemischten Kräutern würzen.
Je länger die Suppe kocht, um so sämiger wird sie.

Gebackene Kartoffeln
mit Barbecue-Sauce

(1 Portion)

1 TL Worcestersauce
1 EL braune Sauce
1 EL Tomatenketchup
1 EL Pilzsauce

50 g Garnelen oder
gekochtes Hähnchen
1 gebackene Kartoffel

Die Saucen in einem antihaftbeschichteten Topf erhitzen. Garnelen oder Hähnchen nach Wunsch hinzufügen und gut erhitzen. Über die Pellkartoffeln geben und servieren.

Gebackene Kartoffeln mit Hähnchen
und Paprikaschoten

(1 Portion)

50 g gekochtes
Hähnchenfleisch
je ¼ rote und grüne Paprikaschote, entkernt und
zerkleinert

1 EL Naturjoghurt
1 EL Salatdressing ohne Öl
Salz
frisch gemahlener Pfeffer
1 gebackene Kartoffel

Hähnchenfleisch, Paprikaschoten, Joghurt, Salatdressing und Gewürze vermischen. Die Pellkartoffel mit einem Löffel aushöhlen und unter die Hähnchenmasse mischen.
Die Masse in die ausgehöhlte Kartoffel füllen und im Backofen 5 Minuten erwärmen.

Gebackene Kartoffeln mit zerkleinertem Gemüse

(1 Portion)

je ½ grüne und rote
Paprikaschote
25 g Mais
½ gehackte Zwiebel
2 Champignons, gehackt
25 g Gurke, geraspelt

2 EL Naturjoghurt
Salz
frisch gemahlener Pfeffer
1 gebackene Kartoffel,
halbiert

Das Gemüse mit dem Joghurt und den Gewürzen vermischen und auf die Kartoffelhälften geben. Sofort servieren.

REZEPT 18

Gebackene Kartoffeln mit Garnelen und Mais

(1 Portion)

50 g Garnelen
50 g Mais
1 EL Salatdressing ohne
Öl
1 EL Tomatenketchup

Salz
frisch gemahlener Pfeffer
1 gebackene Kartoffel,
halbiert

Alle Zutaten bis auf die Kartoffel miteinander vermischen. Auf die Kartoffelhälften geben und sofort servieren.

REZEPT 19

Rohkostplatte

Längliche Stücke von roher Gurke, Karotten, Sellerie, grünen und roten Paprikaschoten und Blumenkohl mit Knoblauch- oder Minz-Joghurt-Sauce (Rezept 77) servieren.

REZEPT 20

Hähnchensuppe mit Pilzen
(4 Portionen)

*Knochen von einem
Hähnchen
1 l Gemüsebrühe
1 Würfel Hühnerbrühe
1 Zwiebel, in Ringe
geschnitten
1 Karotte, in Scheiben
geschnitten
1 TL gemischte Kräuter*

*evtl. 1 Prise Knoblauch-
pulver
schwarzer Pfeffer
1 Lorbeerblatt
6 Pfefferkörner
100 g Pilze, geputzt und
in feine Scheiben
geschnitten*

Alle Zutaten außer den Pilzen in einen großen Topf geben und zudecken. Zum Kochen bringen und etwa 2 bis 3 Stunden köcheln lassen. Abschmecken. Falls die Suppe zu dünn ist, evtl. noch ohne Deckel weiterkochen, bis sich die Flüssigkeit reduziert hat und die Suppe gut schmeckt. Knochen und Gemüse abseihen und entfernen.
Die Suppe in den Topf zurückgießen, Pilze hinzufügen und 10 Minuten kochen.
Heiß servieren.

Orangen-Grapefruit-Cocktail

(2 Portionen)

1 große Orange   1 Grapefruit

Die Früchte schälen und das Fruchtfleisch auf zwei Teller verteilen. Den aufgefangenen Saft darüberträufeln. Gekühlt servieren.

REZEPT 22

Melonen-Salat mit Garnelen

(2 Portionen)

1 Melone   100 g Garnelen

Die Melone halbieren und die Kerne entfernen. Melonenfleisch mit einem Teelöffel bällchenförmig herausheben. Bällchen vorsichtig mit den geschälten Garnelen vermischen und wieder in die Melonenhälften geben. Kalt servieren.

REZEPT 23

Gefüllte Birne

(1 Portion)

1 reife Birne   Zitronensaft
100 g fettarmer Hütten-   Salatblätter
käse

Die Birne schälen, längs durchschneiden, entkernen und mit Zitronensaft beträufeln, damit sie sich nicht verfärbt. Die Birnenhälften mit Hüttenkäse füllen und auf Salatblättern anrichten.

Französische Tomaten

Die Französischen Tomaten haben ihren Namen nach dem ursprünglichen Rezept, in dem französischer Sahnekäse anstelle von fettarmem Hüttenkäse verwendet wird.

8 Tomaten
Salz
Pfeffer
175 g fettarmer Hütten-
käse
1 Bund Schnittlauch oder
gehackte Lauchzwiebel-
enden oder Petersilie

Brunnenkresse zum
Garnieren
Vinaigrette ohne Öl
(Rezept 88)

Die Tomaten überbrühen und schälen. Von jeder Tomate eine Haube abschneiden (nicht vom Stielende!) und beiseite legen. Die Tomaten mit einem Teelöffel aushöhlen. Den verbliebenen Saft abgießen und die Tomaten innen salzen.

Den Hüttenkäse mit einer Gabel zerdrücken, fein gehackten Schnittlauch, Petersilie oder Lauchzwiebelenden dazugeben und gut würzen. Die Tomaten mit einem Teelöffel randvoll mit der Käsemischung füllen, die Haube aufsetzen und auf einem Teller anrichten.

Vinaigrette (Rezept 88) löffelweise über die Tomaten träufeln, dabei etwas Vinaigrette zurückbehalten bis zum Servieren. Tomaten höchstens zwei Stunden lang kalt stellen. Mit Brunnenkresse garnieren, etwas Schnittlauch über die Tomaten streuen und restliche Vinaigrette darüberträufeln.

Knoblauch-Pilze

(4 Portionen)

450 g Champignons	*3 Knoblauchzehen*
(oder ähnliche Pilze)	*Salz*
¼ l Hühnerbrühe	*Pfeffer*

Die Champignons putzen. Die Hühnerbrühe mit dem feingehackten Knoblauch erhitzen. 5 Minuten lang bei schwacher Hitze kochen. Champignons zugeben und im zugedeckten Topf weitere 7 Minuten köcheln lassen.

Melonen-Salat

(4 Portionen)

1 Honigmelone	*je 1 gehäufter TL Minze*
450 g Tomaten	*und Schnittlauch, gehackt*
1 große Gurke	*Vinaigrette ohne Öl*
Salz	*(Rezept 88)*
1 EL Petersilie	

Die Melone halbieren, Kerne entfernen, das Fruchtfleisch mit einem Löffel aus der Schale heben und in Würfel schneiden.

Die Tomaten überbrühen, schälen und vierteln. Die Kerne entfernen, das Fruchtfleisch noch mal vierteln, falls die Tomaten groß sind.

Die Gurke schälen, wie die Melone in kleine Würfel schneiden. Mit Salz bestreuen, mit einem Teller zudekken und 30 Minuten stehenlassen. Die Flüssigkeit abgießen und die Würfel mit kaltem Wasser abspülen.

Obst und Gemüse in einer tiefen Schüssel vermischen. Vinaigrette darübergießen und 2—3 Stunden kalt stellen. Vor dem Servieren Kräuter untermischen.

Da im Salat viel Flüssigkeit entsteht, sollte er mit einem Löffel gegessen werden. Als Beilage eignet sich Kräuterbaguette (Rezept 90).

REZEPT 27

Ratatouille

(2 Portionen)

200 g Zucchini	*2 Knoblauchzehen,*
2 Auberginen	*gehackt*
1 große grüne Paprika-	*2 Lorbeerblätter*
schote	*frisch gemahlener*
2 kleine Zwiebeln, in	*schwarzer Pfeffer*
feine Ringe geschnitten	*Salz*
400 g Tomaten	

Zucchini und Auberginen aufschneiden. Paprikaschoten halbieren. Haut und Kerne entfernen, in Streifen schneiden.

Die Tomaten in einen Topf geben und alle anderen Zutaten hinzufügen. Zum Kochen bringen, eventuell Schaum abschöpfen. Den Topf zudecken und etwa 20 Minuten köcheln, bis das Gemüse zart ist. Falls sich zu viel Flüssigkeit gebildet hat, bei offenem Topf und großer Hitze kurz aufkochen.

Anmerkung: Ratatouille kann in Verbindung mit Hähnchen oder weißem Fisch (200 g) als Hauptgericht verwendet werden.

Überbackene Grapefruit

(2 Portionen)

1 Grapefruit   *2 TL brauner Zucker*
2 EL süßer Sherry

Die Grapefruit halbieren. Das Fruchtfleisch mit einem Grapefruitmesser herausschneiden. Sherry darüberträufeln und mit Zucker bestreuen. Unter den heißen Grill schieben und überbacken, bis der Zucker schmilzt. Heiß servieren.

Gebratenes Hähnchen

(1 Portion)

100 g Hähnchen (ohne Haut), grob geschnetzelt
400 g Sojabohnenkeime aus der Dose, abgetropft
3 Selleriestangen, geschält und klein geschnitten
2 Karotten, geschält und grob geraspelt
1 Gemüsezwiebel, geschält und in feine Scheiben geschnitten
50 g Pilze, geputzt und in feine Scheiben geschnitten
25 g Naturreis (trocken gewogen)

Hähnchen in einer antihaftbeschichteten Pfanne vorbraten, Gemüse nach und nach dazugeben und so lange kochen, bis alle Zutaten gar sind. Mit Naturreis servieren.

Schellfisch nach Florentiner Art

(1 Portion)

250 g Schellfisch oder
Kabeljau
Zitronensaft
450 g gekochter Spinat,
gehackt oder
250 g tiefgefrorener
Spinat, aufgetaut und
abgetropft

150 g Naturjoghurt
Salz
frisch gemahlener Pfeffer
1 Zitrone zum Garnieren

Den Joghurt in einen Topf geben und den Spinat hinzufügen. Unter ständigem Rühren leicht erhitzen. Nicht kochen, da Joghurt gerinnt. Mit Salz und Pfeffer abschmekken.
Den Fisch mit Zitronensaft beträufeln und in der Mikrowelle 8 Minuten auf höchster Stufe garen. Als Alternative kann man den Fisch, in Alufolie gewickelt, im Backofen braten oder in fettarmer Milch dünsten.
Den Spinat auf einen Teller geben und den Fisch darauf anrichten.
Mit Zitronenvierteln servieren.

Hähnchen Veronique

(4 Portionen)

1 ganzes Hähnchen
(ca. 1,5 kg)
250 ml (¼ l) Hühnerbrühe
50 ml fettarme Milch

2 EL Weizenmehl
200 g grüne Trauben
4 Zweige Estragon oder
1 TL gemahlener Estragon

Das Hähnchen waschen und mit Estragon, Salz und Pfeffer innen und außen würzen. In den Backofen auf das Gitter legen und ein Blech darunter schieben, um das Fett aufzufangen. Mit Alufolie abdecken und 1½ Stunden bei 220° C (Gasherd Stufe 6) braten. Nach 1 Stunde die Alufolie entfernen.

Trauben schälen und entkernen. Falls es Schwierigkeiten beim Schälen gibt, Trauben 10 Sekunden mit heißem Wasser überbrühen und 10 Sekunden mit kaltem Wasser abschrecken. Danach kann die Haut leicht entfernt werden. Trauben in einem luftdichten Behälter aufbewahren, bis Sie die Sauce machen.

Für die Hühnerbrühe das Hühnerklein mit einer Zwiebel, Lorbeerblatt und Pfefferkörnern 30 Minuten in Wasser kochen. Nach dem Abkühlen muß das Fett abgeschöpft werden. Mit einem Brühwürfel, den Sie zu dieser Flüssigkeit hinzufügen, können Sie den Geschmack verstärken. Falls Sie kein Hühnerklein zur Hand haben, bereiten Sie Brühe mit zwei Brühwürfeln zu.

Mehl mit der Milch verrühren und langsam in die Brühe einrühren. Langsam erwärmen und unter ständigem Rühren aufkochen.

Sobald alles fertig ist, die Trauben in die helle Sauce geben.

Das Hähnchen kann im Ganzen oder tranchiert auf Zwiebelringen und Kartoffeln, die zuvor in Hühnerbrühe gekocht wurden, serviert werden. Wenn Sie das Hähnchen im Ganzen servieren, geben Sie die Sauce in eine Sauciere. Wenn das Hähnchenfleisch bereits aufgeschnitten ist, können Sie die Sauce darübergießen.

Lyoner Kartoffeln

(2—4 Portionen)

450 g Kartoffeln, abge- $^1/_4$—$^1/_2$ l fettarme Milch
bürstet, aber nicht geschält   Knoblauchgranulat
2 große Gemüsezwiebeln   gehackte Petersilie

Zwiebeln und Kartoffeln in Scheiben schneiden und schichtweise in eine feuerfeste Form geben. Etwas Knoblauchgranulat zwischen die Schichten streuen. Ausreichend Milch darübergießen, bis die oberste Schichte fast erreicht ist. Schüssel abdecken und bei 200° C oder Gasherd Stufe 6 etwa $^3/_4$—1 Stunde garen.
Mit gehackter Petersilie garnieren.

Tandoori-Hähnchen

(1 Portion)

150 g Hähnchenbrust, $1^1/_2$ EL Tandoori-Pulver
ohne Haut   250 ml Naturjoghurt,
1 Knoblauchzehe,   ungesüßt
zerdrückt

Das Hähnchenfleisch an verschiedenen Stellen einschneiden. Tandoori-Pulver und Joghurt vermischen und mit einem Küchenpinsel in die Einschnitte streichen. Die zerdrückte Knoblauchzehe in die verbliebene Joghurtmasse rühren und über die Hähnchenteile streichen. Hähnchen in einem abgedeckten Gefäß mindestens 4 Stunden marinieren lassen, vorzugsweise länger. Fleischstücke öfter wenden.

Backofen vorwärmen, Hähnchen auf den Grill legen und bei mittlerer Hitze ca. 25 Minuten grillen. Fleisch oft wenden und mit verbliebener Marinade bestreichen. Mit Kopfsalat und Naturreis servieren.

REZEPT 34

Schäfer-Pastete

(4 Portionen)

450 g gehacktes Rind-fleisch
250 ml (¹/₄ l) Wasser
1 große Zwiebel, fein gehackt
1 TL gemischte Kräuter
1 TL Hefe oder Rind-fleisch- und Gemüse-extrakt

1 TL Bratensaucenpulver
750 g Kartoffeln, geschält
Salz
frisch gemahlener schwarzer Pfeffer

Hackfleisch und Wasser in einem Topf 5 Minuten kochen. Wasser abgießen und im Kühlschrank aufheben. Dadurch wird sich das Fett an der Oberfläche absetzen und kann leicht abgeschöpft werden. Das abgetropfte Hackfleisch in eine Schüssel geben und zudecken.

Nachdem Sie das Fett abgeschöpft haben, die Flüssigkeit wieder in einen Topf geben. Hackfleisch, gehackte Zwiebeln, Kräuter, Salz und Pfeffer hinzufügen, ebenso die Hefe oder den Rindfleischextrakt. Saucenpulver mit etwas Wasser anrühren und zum Fleisch geben. Unter ständigem Rühren aufkochen und etwa 10 Minuten köcheln.

Kartoffeln kochen, bis sie weich sind. Das Wasser bis auf

einen kleinen Rest wegschütten. Kartoffeln stampfen und gut würzen, eventuell mit etwas Milch verfeinern.

Die Hackfleischmasse in eine feuerfeste Schüssel geben und mit Kartoffelbrei bedecken. Unter den vorgeheizten Grill schieben und kurz überbacken, bis die Kartoffeln goldbraun sind. Oder ca. 10 Minuten in den vorgeheizten Backofen schieben.

Mit beliebig viel Gemüse servieren.

REZEPT 35

Curry-Fisch

(2 Portionen)

2 Schellfischfilets
400 g Tomatenfrucht-
fleisch in Stücken
1 Lorbeerblatt
1 Apfel, entkernt und
geraspelt

2 TL eingelegtes Essig-
gemüse
1 TL Tomatenmark
1 Zwiebel, fein gehackt
1 EL Currypulver

Alle Zutaten außer dem Fisch in einen Topf geben und zum Kochen bringen. Zugedeckt unter gelegentlichem Rühren etwa 1 Stunde köcheln lassen. Etwa 15 Minuten vor Ende der Garzeit den Fisch in den Topf geben.

Falls das Gericht zu dünnflüssig ist, die letzten 5 Minuten bei offenem Topf und großer Hitze kochen, bis sich die Flüssigkeit reduziert hat.

Auf gekochtem Naturreis servieren.

Steak Surprise

(1 Portion)

100 g Rumpsteak	1 Prise Knoblauchpulver
1 zerdrückte Knoblauch-	1 Prise gemischte Kräuter
zehe oder	

Knoblauch und Kräuter über das Fleisch verteilen und
Fleisch klopfen. Mehrere Stunden stehenlassen. Grill vorheizen.

Steak unter dem Grill oder in der Pfanne garen. Von jeder Seite 1 Minute auf höchster Stufe braten, damit sich
die Poren schließen und der Saft erhalten bleibt, danach
Hitze reduzieren und je nach Belieben das Steak durch
oder medium braten.

Mit gebackenen Kartoffeln, in Gemüsebrühe gekochten
Pilzen, Erbsen und Salat servieren.

Barbecue-Sauce

(2 Portionen)

1 TL Vollkornweizenmehl	Salz
150 ml Kartoffelbrühe	Pfeffer
1 EL Sojasauce	1 kleine Packung
1 Spritzer Worcester-	Tomatenfruchtfleisch in
sauce	Stücken

Fleisch oder Geflügel braten, dann alles Fett aus dem
Bratenfond entfernen. In diese fettfreie Flüssigkeit Mehl
und 1 EL Brühe geben. Gut rühren und 2—3 Minuten
köcheln.

Von der Kochstelle nehmen und die Kartoffelbrühe einrühren, ebenso die Saucen und Gewürze. Die Tomaten dazugeben und so lange köcheln, bis die Sauce cremig wird.

Diese Sauce paßt zu Spießen und gegrilltem oder gebratenem Geflügel.

REZEPT 38

Pot-au-feu

(4 Portionen)

500 g Rindfleisch
(Suppenfleisch), in 2,5 cm
breite Würfel geschnitten

1 l Wasser
Meersalz
gemahlener Pfeffer

Am besten bereiten Sie den Pot-au-feu am Vortag vor. Fleisch in einen Topf geben, mit Wasser übergießen und 1—1½ Stunden kochen. Abkühlen lassen. Fett abschöpfen.

Erneut zum Kochen bringen und folgende Zutaten hinzufügen:

2 EL Worcestersauce
1 TL getrocknete Pilze
750—1000 g Kartoffeln,
geschält und gewürfelt
1 Karotte, gewürfelt
1 Steckrübe, gewürfelt
1 Pastinake, gewürfelt
1 Zwiebel, gewürfelt oder
in Ringe geschnitten

1 oder 2 Lauchstangen, in
Scheiben geschnitten
1 Würfel Gemüsebrühe
1 Würfel Rindfleischbrühe
etwas Tomatenmark
150 g Erbsen

1—2 Stunden köcheln, dabei gelegentlich abschmekken. Ab und zu Wasser nachgießen.

Mit Brot servieren (keine Butter).

Spaghetti Bolognese

(2 Portionen)

*100 g Hähnchenleber
(oder Lammleber)
250 ml Fleischbrühe
1 Zwiebel
1 Knoblauchzehe,
gehackt
3 TL Tomatenmark*

*1 gehäufter TL Vollwert-
Weizenmehl
1 EL süßer Sherry
Salz
frisch gemahlener Pfeffer
Spaghetti*

Die Leber in einer antihaftbeschichteten Pfanne anbraten, bis sich ihre Farbe verändert hat. Leber aus der Pfanne nehmen.

Etwas Brühe in die Pfanne geben. Zwiebeln, Tomatenmark und Knoblauch hinzufügen. Mehl einrühren und
alles gut vermischen. Die restliche Brühe und den Sherry
dazugießen und unter ständigem Rühren aufkochen.
10 Minuten köcheln und die grob geschnittene Leber
hinzufügen.

Weiter kochen bis die Sauce eindickt, ungefähr 10 Minuten. Abschmecken und über die gekochten Spaghetti
gießen.

Anmerkung: Die Spaghetti müssen ohne Eier hergestellt
sein und in Wasser gekocht werden. Verwenden Sie keine Butter.

Gegrillte Hähnchen-Spieße

(2 Portionen)

Für die Spieße:
2 große Hähnchenstücke, vorzugsweise Bruststücke ohne Knochen, Fett und Haut
2 Zwiebeln, geschält und geviertelt
je 1 grüne und rote Paprikaschote, entkernt, in mundgerechte Stücke geschnitten

150 g Champignons, geputzt, nicht zerkleinert
8 Lorbeerblätter

Für die Barbecue-Sauce:
2 EL Tomatenketchup
2 EL braune Sauce
evtl. 2 EL Pilzsauce
2 EL Weinessig

Das Hähnchenfleisch würfeln. Abwechselnd mit Zwiebeln, grüner und roter Paprikaschote, Pilzen und Lorbeerblättern auf Fleischspieße stecken.

Alle Zutaten für die Sauce verrühren und die Spieße damit bestreichen. Falls möglich, Spieße bereits einige Stunden vor dem Grillen marinieren, dies verbessert erheblich den Geschmack. Restliche Sauce zum Übergießen bereitstellen.

Spieße bei mäßiger Hitze grillen und häufig wenden, damit sie nicht anbrennen. Häufig mit Sauce übergießen, damit sie nicht austrocknen. Verwenden Sie kein Fett!

Die Spieße auf Naturreis anrichten, mit gegrillten frischen Tomaten servieren.

Hähnchen- oder Garnelen-Chop-Suey

(1 Portion)

*1 Stück Hähnchenfleisch,
ohne Haut und Knochen
oder 100 g Garnelen
1 EL Gemüsebrühe
1 große Karotte, geschält
und grob geraspelt
2 Selleriestangen, fein
geschnitten
1 große Zwiebel, in feine
Scheiben geschnitten*

*1 grüne Paprikaschote,
entkernt und gewürfelt
400 g Sojabohnenkeime
aus der Dose, abgetropft
Salz
Pfeffer
Sojasauce*

Das Hähnchenfleisch grob schnetzeln, in der Gemüse-brühe bei mäßiger Hitze 3 Minuten kochen. Karotten, Zwiebeln und Sellerie hinzufügen und unter Rühren an-dünsten. Paprikaschoten und Sojabohnenkeime eben-falls dazugeben und 15 Minuten kochen. Mit Salz und Pfeffer abschmecken.
Auf Naturreis mit Sojasauce servieren.

Gemüse-Chop-Suey

(1 Portion)

*1 große Karotte, geschält
und grob geraspelt
3 Selleriestangen, fein
geschnitten
1 große Zwiebel, fein
gehackt
400 g Sojabohnenkeime
aus der Dose, abgetropft*

*1 grüne Paprikaschote,
entkernt und gewürfelt
1 EL Gemüsebrühe
Salz
Pfeffer
Sojasauce*

Etwas Gemüsebrühe in eine antihaftbeschichtete Pfanne geben. Alle Zutaten außer den Sojabohnenkeimen in die Pfanne geben und kurz andünsten. Abgetropfte Sojabohnenkeime hinzufügen und etwa 5 Minuten kochen. Auf Naturreis mit Sojasauce servieren.

Curry-Huhn

(2 Portionen)

*2 Hähnchenstücke ohne
Fett und Haut
400 g Tomatenfrucht-
fleisch in Stücken
1 Lorbeerblatt
1 Apfel, entkernt und
kleingeschnitten*

*2 TL eingelegtes Essig-
gemüse
1 TL Tomatenmark
1 Zwiebel, feingehackt
1 EL Currypulver*

Die Hähnchenstücke und alle anderen Zutaten in einen Topf geben und zum Kochen bringen. Topf zudecken und das Hähnchen etwa eine Stunde lang bei schwacher Hitze kochen lassen, gelegentlich umrühren, die Hähnchenstücke etwa alle 15 Minuten wenden. Wenn die Sauce zu dünn ist, Deckel abnehmen und bei etwas stärkerer Hitze die Sauce eindicken.

Hähnchen auf Naturreis servieren.

Fischauflauf

(4 Portionen)

750 g Kabeljau	*Salz*
750 g Kartoffeln	*Pfeffer*

Während des Langzeitdiätprogramms sind je nach Geschmack 100 g fettreduzierter Cheddar (oder anderer Hartkäse) erlaubt.

Den Fisch braten, dünsten oder in der Mikrowelle garen, jedoch nicht ganz weich werden lassen. Gut würzen.

Die Kartoffeln kochen, schälen, zerdrücken und mit etwas Wasser verrühren. Gut würzen.

Den Fisch in eine feuerfeste Form legen. Gräten und Haut entfernen, das Fischfleisch gleichmäßig auf die Form verteilen. Eventuell mit Käse bestreuen.

Den Fisch mit dem Kartoffelbrei ganz zudecken und mit einer Gabel glätten. Eventuell mit etwas Käse bestreuen. Wenn die Zutaten noch heiß sind, die Form unter den Grill stellen und in einigen Minuten goldbraun überbacken. Die Fischpastete kann auch vorbereitet werden und dann im Backofen bei 180° C oder Gasherd Stufe 4 in 20 Minuten oder in der Mikrowelle bei hoher Leistung in 5 Minuten überbacken werden.

Chinesisches Huhn

(1 Portion)

150 g Huhn, ohne Haut, in Streifen geschnitten
½ Gemüsezwiebel
1 TL China-Gewürz
6 EL Wasser
2 EL Sojasauce
2 EL Zitronensaft
100 g grüne Bohnen
50 g Gurke, in 5 cm lange Streifen geschnitten

½ rote Paprikaschote, entkernt, in Streifen geschnitten
100 g Pilze, geputzt und halbiert
100 g Sojabohnenkeime
50 g Zuckermais

Huhn und Zwiebeln in einer antihaftbeschichteten Pfanne ca. 5 Minuten anbraten. Mit China-Gewürz, Wasser, Sojasauce und Zitronensaft verrühren. Aufkochen. Die Hitze reduzieren und das restliche Gemüse hinzufügen. Gut durchrühren und etwa 5 Minuten kochen.
Heiß servieren.

Fisch-Risotto

(4 Portionen)

3 Schellfischfilets
4 EL Naturreis
1 Zwiebel, gehackt
Oregano
1 Glas Weißwein
200 g Tomatenfrucht-
fleisch in Stücken
50 g Pilze

50 g tiefgefrorene Erbsen
Salz
schwarzer Pfeffer
evtl. 25 g fettreduzierter
Cheddar (oder anderer
Hartkäse), gerieben (nur
im Langzeitdiät-
programm)

Den Fisch in siedendem Wasser garen. Haut und Gräten entfernen und das Fischfleisch zerkleinern.

In der Zwischenzeit den Reis in Salzwasser kochen. Die Zwiebel hinzufügen, sobald der Reis köchelt.

Wenn der Reis halb gar ist, Oregano, Pfeffer, Pilze, Tomaten, Wein und Erbsen hinzufügen und gut vermischen.

Bevor die ganze Flüssigkeit verkocht ist, den Fisch dazugeben.

Wenn Sie das Langzeitdiätprogramm machen, können Sie vor dem Servieren den Risotto mit Käse überstreuen.

Für besondere Gelegenheiten können Sie grüne Paprikaschoten oder Garnelen hinzufügen.

Gefüllter Kürbis

(4 Portionen)

1 mittelgroßer Kürbis, geschält, halbiert und entkernt
gemischtes Gemüse
2 TL gehackter frischer Rosmarin oder
1 TL getrockneter Rosmarin
2 EL Tomatenmark

25 g gehackte Zwiebel
Salz
frisch gemahlener schwarzer Pfeffer
100 g langkörniger Naturreis
2 Knoblauchzehen, zerdrückt

Das Gemüse mit Zwiebeln, Knoblauch, Tomatenmark und Rosmarin in etwas Wasser kochen, mit Salz und Pfeffer würzen. Köcheln, bis das Gemüse gar ist. Lassen Sie es über Nacht stehen, damit sich der Geschmack verstärkt.
Den Reis in Salzwasser kochen, mit dem Gemüse vermischen und in die Kürbishälften füllen.
Die gefüllten Kürbishälften in Alufolie einwickeln und im Backofen bei 200° C (Gasherd Stufe 6) 1 Stunde braten.

Gemüseauflauf

(1 Portion)

gemischtes Gemüse (z. B. Karotten, Schwarzwurzeln, Erbsen, Kraut, Lauch, Zwiebeln)
150 g Kartoffeln, vorgekocht
100 g Pilze

2 EL Speisestärke
1 TL gemischte Kräuter
1 Tasse Semmelbrösel (vorzugsweise Vollkornware)
$\frac{1}{4}$ l Gemüsebrühe

Das Gemüse bißfest garen, kleinschneiden und schichtweise in eine feuerfeste Schüssel geben. Gemischte Kräuter und Speisestärke zwischen die Schichten streuen.
Die blättrig geschnittenen Pilze auf das Gemüse geben. Die vorgekochten Kartoffeln in Scheiben schneiden, vorsichtig über dem Gemüse verteilen und mit Semmelbröseln bestreuen. Mit der Gemüsebrühe übergießen.
Bei mittlerer Hitze im Backofen bei 180° C (Gasherd Stufe 4) 20 Minuten überbacken.

Tofu-Gulasch

(2 Portionen)

100 g Tofu	1 rote Paprikaschote, entkernt und gewürfelt
1 große Zwiebel, gehackt	
50 g Karotten, in Scheiben	2 Lorbeerblätter
100 g Kartoffeln, kleingewürfelt	2 TL Paprika
	3 EL Naturjoghurt
400 g Tomatenfruchtfleisch in Stücken	Salz
	schwarzer Pfeffer
1/4 l Gemüsebrühe	

Den Tofu abtropfen lassen und in kleine Würfel schneiden.
Alle Zutaten außer dem Joghurt in einen Topf geben, aufkochen und 1 Stunde bei schwacher Hitze köcheln.
Den Joghurt unterrühren und mit Salz und Pfeffer abschmecken.
Mit Naturreis oder Vollkornnudeln servieren.

Gemüse nach Schäfer-Art

(4 Portionen)

100 g Tofu
1 große Zwiebel, in feine
Ringe geschnitten
400 g Tomatenfrucht-
fleisch in Stücken
1 TL gemischte Kräuter
1 TL Hefeextrakt
100 ml Gemüsebrühe

1 EL Bratensaucenpulver,
mit etwas Wasser ange-
rührt
750 g gekochte, geschälte
Kartoffeln, zerdrückt
(nur mit Wasser)
Salz
frisch gemahlener
schwarzer Pfeffer

Den Tofu abtropfen lassen und in kleine Würfel schneiden.

Tofu, Zwiebel, Tomaten, Kräuter, Gewürze, Hefeextrakt
und Gemüsebrühe in einen Topf geben und zum Kochen bringen. 20 Minuten bei schwacher Hitze köcheln.
Bratensaucenpulver mit Wasser anrühren und zum Gemüse geben. Gut umrühren. Weitere 5 Minuten bei offenem Topf köcheln.

Das Gemüse in eine feuerfeste Form geben und mit den
zerdrückten Kartoffeln bedecken. Unter den vorgeheizten Grill schieben und die Kartoffeln bräunen. Oder: Im
vorgeheizten Backofen bei 160° C (Gasherd Stufe 3) etwa
10 Minuten überbacken.

Mit beliebig viel Gemüse servieren.

Curry-Gemüse

(2 Portionen)

100 g Tofu
400 g Tomatenfrucht-
fleisch in Stücken
1 Lorbeerblatt
1 Apfel, entkernt und
geraspelt

2 TL eingelegtes Essig-
gemüse
1 TL Tomatenmark
1 Zwiebel, kleingehackt
1 EL Currypulver

Den Tofu abtropfen lassen und in kleine Würfel schneiden.
Zusammen mit den anderen Zutaten in einen Topf geben und zum Kochen bringen. Unter gelegentlichem
Rühren etwa 1 Stunde köcheln. Falls sich zuviel Flüssigkeit bildet, Deckel abnehmen und bei größerer Hitze
eindicken.
Auf Naturreis servieren.

Chili con Tofu

(4 Portionen)

100 g Tofu
400 g Tomatenfrucht-
fleisch in Stücken
2 Lorbeerblätter
1 große Zwiebel, gehackt
1 TL Hefeextrakt

400 g rote Kidney-Bohnen
aus der Dose
1 TL Chilipulver (je nach
Geschmack)
evtl. 1 TL Knoblauch-
pulver

Den Tofu abtropfen lassen und in kleine Würfel schneiden.

Alle Zutaten in einen Topf geben, zudecken und 30 Minuten kochen. Deckel abnehmen und so lange weiterkochen, bis die Flüssigkeit verdampft ist.
Auf Naturreis servieren.

Vegetarisches Chili

(4 Portionen)

400 g Tomatenfrucht-
fleisch in Stücken
1 Lorbeerblatt
1 Apfel, entkernt und
geraspelt
2 TL eingelegtes Essig-
gemüse
1 TL Tomatenmark
1 Zwiebel, gehackt
100 g Saubohnen
100 g Erbsen
100 g Karotten, geschält
und gehackt

100 g Kartoffeln, geschält
und gewürfelt
200 g überbackene
Bohnen (Baked beans) aus
der Dose
oder rote Kidney-Bohnen
1 TL Chilipulver
3 scharfe Chillies
1 TL Knoblauchpulver
(Menge der Gewürze entsprechend Ihrem persönlichen Geschmack)
100 ml Gemüsebrühe

Alle Zutaten in einen Topf geben und 1 Stunde unter gelegentlichem Rühren köcheln. Deckel abnehmen und weiter kochen, bis das Gericht eindickt.
Auf Naturreis servieren.

Spaghetti Bolognese
für Vegetarier

(4 Portionen)

100 g Tofu
100 g Pilze, geputzt und
in Scheiben geschnitten
400 g Tomatenfrucht-
fleisch in Stücken
1 TL Hefeextrakt
½ grüne Paprikaschote,
entkernt und fein
geschnitten

1 TL Oregano
2 Knoblauchzehen,
gehackt
1 EL Bratensaucenpulver
Spaghetti

Den Tofu abtropfen lassen und in kleine Würfel schneiden.
Tofu, Pilze, Tomaten, Paprikaschote, Hefeextrakt, Oregano und Knoblauch in einen Topf geben und 20 Minuten
köcheln. Bratensaucenpulver in kaltem Wasser anrühren
und zum Gemüse geben.
Die Spaghetti kochen, abgießen und auf Teller verteilen.
Die Sauce darübergießen.

Pilze Stroganoff

(4 Portionen)

100 g Tofu	1 TL gemischte Kräuter
1 große Zwiebel, fein gehackt	2 TL Weizenmehl
	50 g Naturjoghurt
250 g Pilze, geputzt und fein geschnitten	Salz
1/8 l Gemüsebrühe	frisch gemahlener schwarzer Pfeffer
1/8 l Milch	

Tofu abtropfen lassen und in kleine Würfel schneiden.
Alle Zutaten außer Mehl und Joghurt in einen Topf geben und langsam erhitzen. Mehl mit etwas Wasser verrühren und unter ständigem Rühren in den Topf geben.
Etwa 10 Minuten weiter kochen. Joghurt einrühren und
abschmecken.
Mit Naturreis und beliebig viel Gemüse servieren.

Bohnensalat

(2 Portionen)

200 g rote Kidney-Bohnen
(aus der Dose)
200 g Kichererbsen
(aus der Dose)
200 g weiße Bohnen
(aus der Dose)
200 g grüne Bohnen, in
wenig Salzwasser gegart
1 Gemüsezwiebel,
geschält und gehackt

4 Tomaten, zerkleinert
1 Gurke, geschält und in
kleine Stück geschnitten
3 Selleriestangen, in dünne
Scheiben geschnitten
50 g Sultaninen
150 g Naturjoghurt
frisch gemahlener
schwarzer Pfeffer
Salz

Bohnen und Kichererbsen abtropfen lassen. Mit dem zerkleinerten Gemüse und den Sultaninen vermischen. Joghurt hinzufügen und mit Pfeffer abschmecken.
Der Bohnensalat kann alleine oder mit anderen Salaten serviert werden.

Kichererbsenpüree mit Rohkost
(2 Portionen)

Für das Kichererbsen-
püree:
100 g Kichererbsen, über
Nacht in kaltem Wasser
quellen lassen
7 EL fettarme Milch
(zusätzlich zur Tages-
ration)
1 EL Zitronensaft
½ TL Rosenpaprika (mild)
¼ TL Knoblauchpulver
¼ TL gemahlener weißer
Pfeffer

Salz
2 EL Naturjoghurt

Für die Rohkost:
1 rote Paprikaschote
1 Gurke
1 Selleriestaude
(alles in Streifen
geschnitten)
Blumenkohl, in kleine
Röschen zerteilt

Die Kichererbsen abtropfen lassen und in einen Topf ge-
ben. Mit frischem Wasser übergießen und aufkochen.
Hitze reduzieren, Topf zudecken und bei schwacher Hit-
ze ca. 2 Stunden köcheln, bis die Kichererbsen weich
sind. Wasser abgießen.
Kichererbsen, entrahmte Milch und Zitronensaft in einen
Mixer geben und bei hoher Geschwindigkeit pürieren.
Rosenpaprika, Knoblauchpulver, weißen Pfeffer, Salz
und Joghurt unterrühren.
Das Püree in eine Schüssel geben und kalt stellen.
Mit rohen Gemüsestreifen und Blumenkohlstücken ser-
vieren.

Gewürzter Bohnentopf
(2 Portionen)

50 g gehackte Zwiebeln
¾ TL Rosenpaprika (mild)
200 g Tomatenfrucht-
fleisch in Stücken
½ EL Tomatenmark
25 g Vollkornweizenmehl
⅛ l Rindfleischbrühe
¼ TL Knoblauchpulver
1 Prise Salz
100 g Zucchini, in
Scheiben geschnitten

150 g rote und grüne
Paprikaschoten, in Streifen
geschnitten
200 g rote Kidney-Bohnen
aus der Dose, gewaschen
und abgetropft
200 g grüne Bohnen, in
Salzwasser gegart
100 g Zuckermais

Die Zwiebeln in einer antihaftbeschichteten Pfanne an-
rösten. Tomaten, Rosenpaprika, Tomatenmark und Mehl
in die Pfanne geben, gut verrühren und erhitzen.
Nach und nach die Rindfleischbrühe hinzufügen, mit
Knoblauchpulver und Salz abschmecken. Zucchini, Paprikaschoten, Bohnen und Zuckermais in die Pfanne geben und alles zum Kochen bringen. 10—12 Minuten bei
zugedecktem Topf köcheln.
Mit Kartoffelbrei oder Naturreis servieren.

Gemüsespieße

(2 Portionen)

je 1 grüne und rote Paprikaschote, entkernt und in 2 cm breite Würfel geschnitten
1 Gemüsezwiebel, geschält und in große Stücke geschnitten
200 g Pilze, geputzt
4 Zucchini, in dicke Scheiben geschnitten

450 g Tomaten, in Scheiben geschnitten
1 TL Thymian
Cayennepfeffer
50 g fettarmer Edamer oder Cheddar (nur im Langzeitdiätprogramm)

Den Backofen auf 180° C (Gasherd Stufe 4) vorheizen. Das Gemüse auf 4 Spieße verteilen. Die Spieße auf Alufolie aufs Blech legen und mit Thymian bestreuen. Alufolie über die Spieße schlagen (wie ein Paket) und 35 Minuten im Ofen braten.
Die Spieße aus dem Backofen nehmen. Auf Zuckermais und Reis anrichten. Mit Cayennepfeffer würzen. Für 1 Minute in den Backofen schieben.

Nur im Langzeitdiätprogramm: Den geriebenen Edamer oder Cheddar über die fertig gegarten Spieße streuen. Danach wie oben auf dem Teller anrichten und 2 Minuten unter den heißen Grill schieben, bis der Käse geschmolzen ist.

Gemüsetopf

(1 Portion)

500 g verschiedenes
Gemüse
100 g Linsen (über Nacht
in Wasser quellen lassen)
1 TL Rosenpaprika
1 Prise Knoblauchpulver

Salz
frisch gemahlener
schwarzer Pfeffer
¼ l Wasser oder Gemüse-
brühe

Das geputzte, zerkleinerte Gemüse und die Linsen in einen Topf geben, mit Paprika und Knoblauchpulver bestreuen. Salz, Pfeffer und die Gemüsebrühe hinzufügen. Im Backofen bei 180° C (Gasherd Stufe 4) etwa 1 Stunde garen, bis das Gemüse weich ist.
Dieses Gericht kann in der Mikrowelle in 20—25 Minuten gegart werden, verwenden Sie in diesem Fall nur 75 ml Wasser oder Brühe.

Dreierlei Bohnensalat
(4 Portionen)

400 g rote Kidney-Bohnen
(aus der Dose)
400 g grüne Bohnen, in
Salzwasser gegart
200 g weiße Bohnen
(aus der Dose)
1 Gurke, geschält und
kleingeschnitten
2 Tomaten, klein-
geschnitten
4 Selleriestangen, in
dünne Scheiben geschnitten

1 Bund Frühlingszwiebeln,
fein geschnitten
je 1 rote und grüne
Paprikaschote, entkernt
und fein geschnitten
1 Gemüsezwiebel, fein
geschnitten
1 Prise Oregano
Salz
frisch gemahlener
schwarzer Pfeffer

Kidney-Bohnen und weiße Bohnen unter fließendem
Wasser abspülen und abtropfen lassen. Alle Zutaten in
einer großen Schüssel vermischen. Mit Baguette oder
Kräuterbaguette (wenn Sie das Langzeitdiätprogramm
befolgen) servieren.

Gefüllte Paprikaschoten
(1 Portion)

2 Paprikaschoten, rot oder
grün
25 g Naturreis
1 TL gemischte Kräuter
1 TL Zuckermais
1 TL Erbsen

1 TL Pilze, geputzt und
blättrig geschnitten
1/2 Zwiebel, fein gehackt
Salz
frisch gemahlener
schwarzer Pfeffer

Die Paprikaschoten waschen, halbieren und entkernen. Den Reis mit den Kräutern weich kochen. Den Reis mit dem restlichen Gemüse vermischen und in die Paprikaschoten füllen. In einer Backform 20 Minuten bei 160° C (Gasherd Stufe 3) garen.
Nach Belieben mit anderem Gemüse servieren.

REZEPT 63

Bohnentopf

(2 Portionen)

50 g Schwarzaugen-
bohnen oder weiße
Bohnen
50 g Zwiebeln, gewürfelt
150 g Pilze, blättrig
geschnitten
100 g Selleriestangen, in
Streifen geschnitten
50 g Karotten, in Streifen
geschnitten
50 g Maronen (Eß-
kastanien), in dünne
Scheiben geschnitten

$\frac{1}{2}$ TL Chilipulver
$\frac{1}{2}$ TL frisch geriebener
Ingwer oder
$\frac{1}{2}$ TL gemahlener Ingwer
1 Knoblauchzehe
15 g Weizenmehl
1 EL Sojasauce
$\frac{1}{8}$ l Gemüsebrühe
frisch gemahlener
schwarzer Pfeffer

Die Bohnen in reichlich Wasser 30—35 Minuten kochen.
Das Gemüse, Chili, Ingwer und Knoblauch vorsichtig in ein wenig Gemüsebrühe erhitzen und 10 Minuten köcheln.
Mehl mit Sojasauce und etwas Gemüsebrühe verrühren und unter die restliche Brühe rühren. Diese Sauce zum

Gemüse geben und die abgetropften Bohnen hinzufügen. 8—10 Minuten köcheln, mit Gewürzen abschmekken.
Auf Naturreis servieren.

Kichererbsentopf mit Fenchel

(2 Portionen)

100 g gekochte Kicher- erbsen	¼ l Gemüsebrühe 2 EL Sojasauce
25 g Weizenkörner	evtl. 2 EL gehackte frische
1 Knoblauchzehe, zerdrückt	Minze 1 TL zerstoßene Fenchel-
150 g Selleriestangen, gewürfelt	samen Salz
150 g grüne Bohnen, zerkleinert	frisch gemahlener schwarzer Pfeffer

Kichererbsen, Weizenkörner, Sellerie, Fenchel und Knoblauch 5 Minuten in etwas Brühe kochen. Die restlichen Zutaten außer der Minze hinzufügen und 20 Minuten köcheln.
Mit frischer Minze und beliebig viel Gemüse servieren.

Früchtecreme

(2 Portionen)

*200 g Beeren (Brom-
beeren, Himbeeren oder
Erdbeeren oder eine
Beerenmischung)*

*6 Tropfen flüssiger
Süßstoff oder
1 EL Süßstoffgranulat
150 g Naturjoghurt
1 Eiweiß*

Beeren, Süßstoff und Joghurt gut verrühren.
Das Eiweiß steif schlagen und unter den Beerenjoghurt
ziehen.
Die Creme in Schalen füllen, eventuell mit Zitronenmelisse garnieren.

Fettarme Eiercreme

(2 Portionen)

*250 ml fettarme Milch
8 Stück Süßstoff oder
15 Tropfen flüssiger Süß-
stoff*

1 EL Puddingpulver

Puddingpulver mit etwas Milch verrühren und die restliche Milch zum Kochen bringen. Das angerührte Pulver
langsam in die Milch einrühren.
Süßstoff hinzufügen und die Milch unter ständigem Rühren aufkochen. Etwa 5 Minuten köcheln. In Schälchen
füllen und abkühlen lassen.

Apfelschaum mit schwarzen Johannisbeeren

(4 Portionen)

500 g Kochäpfel
50 ml Wasser
etwas Süßstoff
2 Eiweiß

2 EL kalorienarme
schwarze Johannisbeer-
marmelade oder
100 g frische oder tief-
gefrorene schwarze
Johannisbeeren

Äpfel schälen, entkernen und in feine Scheiben schneiden. Im Wasser kochen, bis ein cremiges Mus entsteht. Etwas Süßstoff hinzugeben. Abkühlen lassen.
Eiweiß steif schlagen und vorsichtig unter das Apfelmus heben.
Den Apfelschaum in Dessertschalen geben und mit schwarzen Johannisbeeren bzw. Marmelade garnieren.

Orangensorbet mit Ananas

(6 Portionen)

1 kleine Dose Ananas
1 Orange, geschält und
kleingeschnitten
2 Eiweiß

etwas flüssiger Süßstoff
200 ml frisch gepreßter
Orangensaft

Die Ananas zerkleinern, mit dem aufgefangenen Ananassaft, der Orange und dem Orangensaft gut vermischen. In einem Plastikbehälter in die Tiefkühltruhe oder in das Tiefkühlfach des Kühlschranks geben und halb einfrieren.

Eiweiß steif schlagen und unter die halbgefrorene Masse ziehen.

Erneut tieffrieren.

Himbeermousse

(4 Portionen)

200 g frische oder tief-gefrorene Himbeeren
100 ml natürlicher Apfel-saft
flüssiger Süßstoff, etwa 15 Tropfen

1 TL Gelatine
2 Eiweiß
1 TL Himbeerjoghurt
12 frische Himbeeren zum Garnieren

Himbeeren und Apfelsaft in einem Mixer pürieren. Durch ein Sieb passieren und die Flüssigkeit in einer Schale auffangen. Süßstoff dazugeben.

Gelatine in 3 TL Wasser auflösen und zum Himbeerpüree geben. Gut umrühren.

Eiweiß sehr steif schlagen und unter das Püree heben.

Die Masse in eine Schale füllen und mit Himbeerjoghurt und frischen Himbeeren garnieren.

Birnen in Rotwein

(4 Portionen)

6 reife Birnen, geschält   1 gestrichener TL Zimt
50 g brauner Zucker   oder geriebener
2 Gläser Rotwein   Ingwer
50 ml (ca. 5 Eßlöffel)
Wasser

Für die Mikrowelle:
Wein, Wasser, Zucker und Gewürz in einem Glaskrug vermischen und in der Mikrowelle bei hoher Leistung etwa 4 Minuten kochen.
Birnen in eine tiefe Form legen (z.B. Soufflé-Form), Weinsauce darübergießen und mit einer Folie abdecken. Bei hoher Leistung etwa 5 Minuten garen. Die Birnen müssen weich sein und noch ihre Form bewahren.

Für den Herd:
Wein, Wasser, Zucker und Gewürz in einem Topf aufkochen. Die Birnen in den Weinsud geben und 10—15 Minuten leise kochen. Birnen von Zeit zu Zeit wenden, damit sie gleichmäßig Farbe annehmen.

Heiß oder kalt servieren (evtl. mit Schlagsahne oder Eiscreme für diejenigen, die das Langzeitdiätprogramm machen).

Ananas in Kirschwasser

(4 Portionen)

1 frische Ananas   *1 Likörglas Kirschwasser*

Die Ananas schälen und in Ringe schneiden.
Kirschwasser über die Ananas träufeln, die Ananas ab-
decken und mindestens 12 Stunden lang kalt stellen.
Ananas von Zeit zu Zeit wenden.
Eventuell mit Schlagsahne oder Eiscreme servieren (nur
im Langzeitdiätprogramm!).

REZEPT 72

Orangen in Cointreau

(4 Portionen)

6 mittelgroße Orangen   *1 Sherry-Glas Cointreau*
1 Glas (2 cl) halbtrockener   *oder Grand Marnier*
Weißwein oder   *evtl. Süßstoff*
frischer Orangensaft

Weißwein oder Orangensaft und Likör in einem Topf erhitzen, evtl. Süßstoff hinzufügen. Abkühlen lassen.
Orangen vorsichtig schälen, dabei die weiße Haut vollständig entfernen. Die Schale eventuell ausdrücken und
den Saft zum Wein geben.
Die Orangen quer in gleich große Scheiben schneiden
und in die abgekühlte Flüssigkeit legen. Orangen mindestens 12 Stunden lang im Kühlschrank marinieren.
In Glasschalen servieren.

REZEPT 73

Diät-Milchreis

(4 Portionen)

½ l fettarme Milch   Süßstoff
25 g Milchreis   evtl. 1 Prise Muskatnuß

Milch, Milchreis und Süßstoff vermischen und in eine
feuerfeste Form geben. Muskatnuß darüberstreuen. Ungefähr 2 Stunden im Backofen bei 150° C (Gasherd Stufe 2) kochen. Sollte der Milchreis nach 30—40 Minuten
noch zu flüssig sein, die Temperatur auf 160° C (Gasherd
Stufe 3) erhöhen.
Heiß oder kalt servieren.

REZEPT 74

Früchtesorbet

(6 Portionen)

500 g Obst für   Eiweiß von 2 großen Eiern
125 g Früchtepüree   evtl. Süßstoff
(vorzugsweise eine sehr
aromatische Obstsorte
wie schwarze Johannis-
beere, Brombeere,
Erdbeere, Himbeere oder
Sauerkirsche verwenden)

Etwa 500 g frisches Obst in ganz wenig Wasser kochen.
Sobald das Obst weich und das Wasser richtig verfärbt
ist, das gekochte Obst entweder durch ein Sieb drücken
oder mit dem Mixer pürieren. Eventuell etwas süßen.
Abkühlen lassen und das Püree in ein Plastikgefäß ge-

ben. Gefäß zudecken und so lange im Gefrierfach stehenlassen, bis eine ca. 1 cm dicke Püreeschicht gefroren
ist. Das Gefäß aus dem Gefrierfach herausnehmen und
die Masse verrühren, so daß sie eine weiche kristalline
Konsistenz erhält.
Die beiden Eiweiß steif schlagen, unter das Püree ziehen, so daß ein Marmoreffekt entsteht. Sofort wieder
einfrieren, bis die Masse fest ist. Direkt aus dem Gefrierfach servieren.

REZEPT 75

Birnenbaiser

(6 Portionen)

6 reife Birnen, geschält   *3 Eiweiß*
¼ l Apfelsaft   *150 g Puderzucker*

Die Birnen im Apfelsaft kochen, bis sie weich sind, aber
noch ihre Form bewahren. Vom dicken Ende jeder Birne
eine Scheibe abschneiden, damit die Birnen in einem
Gefäß aufrecht gestellt werden können, ohne daß sie
umfallen. Die Birnen in großem Abstand voneinander in
eine feuerfeste Form stellen.
Eiweiß in einer fettfreien Schüssel steif schlagen. Zunächst einen Teelöffel Zucker gut unterrühren, dann mit
einem Löffel den restlichen Zucker unter das Eiweiß ziehen.
Das Eiweiß in eine Spritztüte füllen und um jede Birne
von unten nach oben eine Pyramide spritzen. Die Birnen in den auf 160°C vorgeheizten Backofen geben
(Gasherd Stufe 3) und so lange backen, bis das Baiser
fertig und goldbraun ist.
Heiß oder kalt servieren (im Langzeitdiätprogramm
eventuell mit Schlagsahne oder Eiscreme).

Apfelkuchen

(8 Portionen; nur im Langzeitdiätprogramm)

3 Eier
125 g Puderzucker
75 g Vollkornweizenmehl
1 Prise Salz
500 g Äpfel, geschält, entkernt und klein-
geschnitten

geriebene Schale und Saft
von 1 Zitrone
1 EL Aprikosen-Konfitüre
evtl. Süßstoff
1 TL Puderzucker

Eine Kastenform von 20 cm leicht einfetten, mit Puderzucker und Mehl ausstreuen.

Eier und Puderzucker in einem Gefäß mit dem Mixer auf
Höchststufe 5 Minuten lang verquirlen. Wenn die Masse
dickflüssig ist, das gesiebte Mehl und Salz unterrühren.
In die vorbereitete Backform füllen. Bei Mittelhitze
(190° C, Gasherd Stufe 5) auf der mittleren Schiene etwa
25 Minuten backen, bis der Teig goldbraun ist. Mit einem
Messer den Rand lösen und den Kuchen zum Auskühlen
auf ein Gitter stürzen.

Für die Füllung werden die Apfelstücke mit der geriebenen Zitronenschale, dem Zitronensaft und der Konfitüre
langsam in einer Pfanne erhitzt. Eventuell süßen. Die
Pfanne zudecken und die Äpfel weich kochen. Sobald
der Kuchen ausgekühlt ist, einmal quer halbieren. Die
abgekühlte Apfelfüllung auf der unteren Hälfte verteilen
und mit der anderen Kuchenhälfte zudecken. Den Kuchen mit Puderzucker bestäuben.

Knoblauch- oder Minz-Joghurt-Sauce

150 g Naturjoghurt
1 Knoblauchzehe, fein
gehackt oder

2 Minzzweige, fein
gehackt
100 g Hüttenkäse

Alle Zutaten vermischen. In eine Schale geben und zu rohen Karotten-, Zwiebel-, Paprikaschoten-, Gurken- und Selleriestreifen servieren.

Joghurt-Minz-Dressing

150 g Naturhoghurt
1 TL Minzsauce
Salz

frisch gemahlener
schwarzer Pfeffer

Alle Zutaten vermischen und kalt stellen. Zu Salaten, gebackenen Kartoffeln etc. servieren.

Gebackene Kartoffeln

1 große Kartoffel pro
Person

Salz

Kartoffeln gut säubern und jede der Länge nach einschneiden. In Salz wälzen und 1½ Stunden (oder bis sie »nachgeben«, wenn man sie drückt) bei Mittelhitze im Backofen backen (190° C, Gasherd Stufe 5). Weitere Einschnitte vornehmen und mit einer beliebigen Füllung sofort servieren.

Alternativer Serviervorschlag
(nur im Langzeitdiätprogramm; für 4 Personen)
Die Kartoffel vorsichtig aushöhlen und die Kartoffelmasse in eine Schüssel geben. Eine kleingehackte Zwiebel, 50 g fettarmen Cheddar oder anderen Hartkäse, grob gerieben, Salz und Pfeffer mit der Kartoffel gut vermischen und in die Kartoffelschale füllen. Vor dem Servieren 10 Minuten im Backofen erhitzen.

REZEPT 80

Kartoffelpüree mit Joghurt

Das Kartoffelpüree anstelle von Milch, Sahne oder Butter mit Naturjoghurt zubereiten. Mit frisch gemahlenem Pfeffer würzen.

REZEPT 81

Überbackene Kartoffeln

Nehmen Sie mittlere Kartoffeln gleicher Größe.
Die Kartoffeln schälen, in kaltes Salzwasser geben und einmal kurz aufkochen.
Gut abtropfen lassen, Oberfläche mit einer Gabel leicht einritzen und mit ein wenig Salz bestreuen. In eine antihaftbeschichtete Backform geben (ohne Fett) und im heißen Backofen (200 °C, Gasherd Stufe 6) ca. 1 Stunde überbacken.

Überbackene Schwarzwurzeln

Nehmen Sie etwa gleichgroße Schwarzwurzeln.
Die Schwarzwurzeln schälen, in kaltes Salzwasser geben
und einmal aufkochen.
Gut abtropfen lassen und mit ein wenig Salz bestreuen.
In eine antihaftbeschichtete Backform geben (ohne Fett)
und bei 200°C (Gasherd Stufe 6) im Backofen ½ Stunde
überbacken, bis die Schwarzwurzeln in der Mitte weich
sind (Gabelprobe).

REZEPT 83
Knoblauch-Spinat
(4 Portionen)

500 g tiefgefrorener   *1 TL Knoblauchpulver*
gehackter Spinat   *¾ l kochendes Wasser*

Spinat und Knoblauch 5 Minuten im Wasser kochen. Gut
abtropfen lassen und servieren.

Gefüllte Pilze

Pro Person 2 große
Champignons, außerdem
noch 2—3 Champignons
zusätzlich
50 ml (ca. 5 EL) Gemüse-
oder Hühnerbrühe
1 TL feingehackte
Zwiebeln

1 EL Semmelbrösel
Salz
Pfeffer
1 TL gehackte Petersilie
1 Prise getrocknete
gemischte Kräuter

Riesenchampignons eignen sich für dieses Gericht am besten. Zwei Pilze pro Person putzen und waschen. Die Stiele am Ansatz abschneiden.

Stiele und restliche Pilze fein hacken und zusammen mit der feingehackten Zwiebel 1—2 Minuten in der Brühe kochen. Semmelbrösel hinzufügen, würzen und mit Kräutern abschmecken.

Diese Mischung über die Pilze verteilen, die Sie zuvor in einer feuerfesten Form angerichtet haben. 12—15 Minuten bei mäßiger Hitze überbacken (190° C, Gasherd Stufe 5). Sofort servieren.

Dieses Gericht eignet sich auch als Beilage.

Knoblauchsauce

200 g Tomatenfrucht- Salz
fleisch in Stücken frisch gemahlener
3 Knoblauchzehen, schwarzer Pfeffer
geschält und fein gehackt
1 TL getrockneter
Oregano oder Basilikum

Alle Zutaten in einen Topf geben und erhitzen. Zu Steak oder Hähnchen servieren.

Weiße Sauce

250 ml fettarme Milch 1 Lorbeerblatt
1 TL Weizenmehl Salz
1 Zwiebel, fein gehackt frisch gemahlener
6 Pfefferkörner schwarzer Pfeffer

200 ml Milch, die Zwiebel und die Gewürze in einem Topf langsam erwärmen. Zugedeckt 5 Minuten köcheln lassen. Die Sauce im zugedeckten Topf zum Eindicken weitere 30 Minuten stehenlassen.
Kurz vor dem Servieren die restliche Milch mit dem Mehl verquirlen, in den Topf geben und 3—4 Minuten unter ständigem Rühren aufkochen. Sofort servieren.

Petersiliensauce

Wie die weiße Sauce zubereiten, jedoch zum Schluß noch frische oder getrocknete Petersilie mitkochen.

Vinaigrette ohne Öl

3 EL Weißweinessig
1 EL Zitronensaft
½ TL gemahlener
schwarzer Pfeffer
½ TL Salz

1 TL Zucker
½ TL französischer Senf
gehackte Kräuter
(Thymian, Majoran,
Basilikum oder Petersilie)

Alle Zutaten vermischen. In einem fest verschlossenen Behälter gut schütteln. Eventuell noch mit Salz oder Zucker abschmecken.

Kleiekuchen

1 große Tasse Kleie
1 große Tasse Sultaninen
½ große Tasse Zucker
(weiß oder braun)

1 große Tasse fettarme
Milch
1 große Tasse Mehl mit
Backhefe

Kleie, Zucker, Milch und Sultaninen vermischen und mindestens 2 Stunden quellen lassen. Mehl unterrühren. Den Teig in eine Kastenform füllen und bei 180° C (Gasherd Stufe 4) etwa 1—1½ Stunden backen.

Vor dem Servieren in Scheiben schneiden. Während der Diät nur gelegentlich als »Trostpflaster« essen!

Heißes Kräuterbaguette

(nur im Langzeitdiätprogramm)

1 Baguette	Saft von $^1/_4$ Zitrone
100 g fettarmer Brot-	schwarzer Pfeffer
aufstrich	2 Knoblauchzehen,
1 EL gemischte	zerdrückt
getrocknete Kräuter	

Brotaufstrich mit Kräutern, Zitronensaft und Pfeffer vermischen. Wenn Sie Knoblauch mögen, können Sie ihn auch unterrühren.

Das Baguette in etwa 2,5 cm dicke schräge Scheiben schneiden, reichlich mit der Mischung bestreichen und das Baguette wieder zusammensetzen. In Alufolie wickeln und 10 Minuten im vorgeheizten Backofen bei 220° C (Gasherd Stufe 7) backen. Hitze auf 200° C (Gasherd Stufe 6) reduzieren und die Folie öffnen, damit das Brot braun und knusprig wird. Nochmals 5—8 Minuten backen.

(Wer kein Fett verwenden möchte, kann einige Scheiben nur mit Kräutern, Zitronensaft und Knoblauch würzen.)

Stilton-Birnen

(4 Portionen; nur im Langzeitdiätprogramm)

6 reife Birnen
50 g Stilton-Käse (oder
anderer milder Schimmel-
käse)
200 g fettarmer Frischkäse
2 EL fettarme Milch

Salz
Pfeffer
Saft von 1 Zitrone
25 g Mandelblättchen,
braun geröstet

Die Birnen schälen und der Länge nach halbieren, Kern-
gehäuse entfernen. Die Birnen mit Zitronensaft beträufeln, damit sie sich nicht verfärben. Stilton-Käse mit einer
Gabel zerdrücken, bis er cremig wird, mit dem fettarmen Frischkäse und der entrahmten Milch glattrühren.
Nach Geschmack würzen. Käsemischung mit einem
Teelöffel in die ausgehöhlten Birnen füllen. Gebräunte
Mandelblättchen darüberstreuen und auf Salatblättern
anrichten.

Grapefruit Fizz

$\frac{1}{8}$ l ungesüßter Grapefruitsaft

kalorienarmes Tonic
Water

Den ungesüßten Grapefruitsaft in ein Longdrinkglas gießen und viel Eis hinzufügen. Mit kalorienarmem Tonic
auffüllen.
Dieser Drink ist ein hervorragender »Füller« vor dem Essen.

St. Clemens

kalorienarmer Orangen-   kalorienarmes Bitter
saft   Lemon

Gleiche Teile Orangensaft und Bitter Lemon in ein hohes Glas mit Eis füllen.
Für einen besonderen Drink können Sie frisch gepreßten Organgensaft verwenden.

Gespritzter

$\frac{1}{8}$ l Weißwein
kohlensäurehaltiges
Mineralwasser

Den Wein in ein großes Weinglas gießen und mit Mineralwasser auffüllen. Ein langer und erquicklicher Drink zum Essen oder für zwischendurch.

Caribbean Surprise

$\frac{1}{8}$ l ungesüßter Ananassaft
1 Flasche kalorienarmes
Ginger Ale

In einem hohen, mit Eis gefüllten Glas Ananassaft und Ginger Ale mixen.
Mit einer Kirsche, einem Stück Ananas, einer Orangenscheibe und Ananasblättern garnieren.

Ginger Orange

⅛ l ungesüßter Orangen-
saft

⅛ l kalorienarmes Ginger
Ale

Orangensaft und Ginger Ale in einem hohen, mit Eis gefüllten Glas mixen.
Mit Orangenscheiben, Zitronenmelisse und Minzblättern garnieren.

Spezi

1 Dose Diät-Cola
100 ml ungesüßter
Orangensaft

Orangensaft in ein hohes Glas mit Eis gießen. Mit Diät-Cola auffüllen.
Mit einem Strohhalm servieren.

Hawaii Beach

Ananassaft
Saft von 1 Zitrone
kohlensäurehaltiges
Mineralwasser

kleingeschnittenes Obst
wie Banane, Orange,
Ananas etc.

Säfte und Mineralwasser in ein hohes Glas gießen, zur Hälfte mit Eis füllen. Mit frischem Obst servieren.

Buck's Sprudel

Orangensaft
kohlensäurehaltiges
Mineralwasser

Orangen- und Zitronen-
scheiben zum Garnieren

Ein hohes Glas zur Hälfte mit Eis füllen. Orangensaft und Mineralwasser darübergießen. Mit Orangen- und Zitronenscheiben garnieren.

Buck's Fizz — das einzig Wahre!

Mit diesem Drink dürfen Sie Ihre wiedergewonnene jugendliche Figur feiern!

1 Flasche Champagner,
gut gekühlt

frisch gepreßter Orangen-
saft, gut gekühlt

Champagner-Gläser zu einem Drittel mit Orangensaft füllen. Mit Champagner aufgießen. *Prost!*

10

Gymnastikübungen, Massagecremes, Behandlungen ... Was bewirken sie?

Mit dieser Spezial-Diät ist es wirklich möglich, an Hüften und Oberschenkeln abzunehmen. Können wir jedoch *darüber hinaus* noch etwas anderes machen, um unsere Figur zu verbessern?

Jeder, der in der Lage ist, sich körperlich zu betätigen, sollte in irgendeiner Form Sport treiben. Ganz gleich wie fit wir sind, es gibt immer eine Möglichkeit, unsere Kondition weiter zu verbessern, und sei es nur, indem wir mit dem Hund jeden Tag ein Stück weiter spazierengehen.

Durch körperliche Bewegung erreicht man drei Dinge: Erstens verbessert sich die Spannkraft der Muskeln, wodurch der Körper attraktiver aussieht. Damit ist nicht gemeint, daß Sie in extremes Bodybuilding einsteigen! Ein geschmeidiger Körper verleiht Ihnen ein ›gesünderes‹ Aussehen als ein schlaffer Körper. Es ist nie zu spät, mit einer sportlichen Betätigung zu beginnen. Und selbst diejenigen, die körperlich etwas behindert sind, können im Sitzen ihren Sport betreiben. Der zweite Grund, weshalb man Sport treiben sollte, ist das Herz. Durch körperliche Arbeit muß das Herz kräftiger arbeiten und es wird sehr schnell fit. Unser Herz ist das wichtigste Organ im Körper und wir sollten alles tun, um es gesund zu erhalten. Durch die Diät können Herzanfälle reduziert werden, aber körperliche Betätigung ist gleichermaßen wichtig. Durch die Kombination von Diät und sportlicher Betätigung können wir die Gesundheit unseres Herzens entscheidend verbessern. Der dritte Vorteil liegt darin, daß der Stoffwechsel angeregt wird und einige zusätzliche Kalorien verbrannt werden. All das ist sehr wichtig für jemanden, der eine Abmagerungskur macht.

Körperliche Betätigung ist also für alles gut, sowohl für das Aussehen als auch für die Gesundheit. Aber alle Interessierten sollten zuerst mit ihrem Arzt Rücksprache halten, ob ihnen körperliche Betätigung guttut oder schadet. Durch körperliche Betätigung kann man grundsätzlich dreierlei erreichen: Kondition, Beweglichkeit und Kraft. Durch Jogging, Radfahren, Squash, Basketball oder Tennis kann man die Kondition verbessern. Dagegen erreicht man mehr Beweglichkeit durch Yoga, Tanzen, Gymnastik oder Judo. Gewichtheben, Rudern oder das Umgraben des Gartens steigern hingegen die Kraft. Das Schwimmen vereinigt alle drei Faktoren in sich und ist darüber hinaus auch für körperlich Behinderte geeignet. Es gibt Personen, die nach Operationen an Arthritis oder Rheuma leiden. Im Wasser fühlen sie sich gewichtslos und können ihre Übungen leichter machen als an der Luft. Ich betone immer wieder, daß das Wichtigste an sportlicher Betätigung die *Freude* daran ist. Wenn Sie an irgend etwas keinen Spaß haben, werden Sie alsbald damit aufhören. Beim Sport nützt es nichts, wenn Sie sich zwei Wochen hineinstürzen und dann alles aufgeben, weil Sie keinen Spaß mehr haben! Finden Sie für sich die besten Übungen heraus, die Ihnen Spaß machen, und auf die Sie sich immer wieder neu freuen.

Um der Zellulitis beizukommen, sollten wir langsame, rhythmische Übungen oder Dehnübungen machen anstelle von Lauf- oder Springübungen. Dehnübungen stärken die Spannkraft der Muskeln, ohne die Fettzellen durchzuschütteln und dadurch die Bildung von Fettmolekülen zu begünstigen, die zu Zellulitis führen. In meinem ersten Buch habe ich Übungen beschrieben, die die Spannkraft von Hüften und Oberschenkeln verbessern. Den Kommentaren meiner Leser konnte ich entnehmen, daß die Übungen in der Tat nützlich waren.

Über *Massagecremes* wird viel geredet. Manche Leute behaupten, diese Cremes würden nichts ausrichten, andere sagen, daß sie bei der Behandlung von Zellulitis sehr wirksam seien. Ich finde die ganzen Debatten ziemlich interessant, zumal einige behaupten, es gebe gar keine Zellulitis! Hier ist nun meine persönliche Meinung.
Erstens, jeder der behauptet, es gebe keine Zellulitis, hat offensichtlich keine Zellulitis und nie eine gehabt. Ich *hatte* Zellulitis — in Unmengen — und ich habe noch welche.
Zweitens, wie meine Testgruppe im Fragebogen angab, konnte *tatsächlich* durch diese Diät die Zellulitis reduziert werden. Ich glaube, daß Massagecremes dazu beigetragen haben, daß meine eigenen Oberschenkel ansehnlicher wurden, und ich meine, daß es für jeden, der an Zellulitis leidet, einen Versuch wert sein sollte. Erwarten Sie jedoch keine Wunder — ich meine, die Cremes *helfen*, aber sie *heilen* nicht. Es gibt eine Reihe von Produkten auf dem Markt. Diese Behandlungen sind nicht billig, also wägen Sie den möglichen Nutzen gut ab.

Lassen Sie uns nun etwas ausführlicher über Zellulitis und die Wirkung verschiedener Behandlungen sprechen.

Zellulitis ist eine modifizierte Form des Fettgewebes, das sich unmittelbar unter der Haut befindet. Alles beginnt mit der Stagnation des Blutes in den Kapillaren (winzige Blutgefäße), was zu einem Fluß von Blutplasma durch die Kapillarwände führt, das die Fettzellen teilt. Kleine Gruppen dieser Zellen werden von Kollagenfasern umgeben und bilden Mikromoleküle. Diese wiederum verbinden sich zu den sogenannten Makromolekülen, die für die unregelmäßige, runzelige Erscheinung der Haut verantwortlich sind. Diese unebene Erscheinungsform von Zellulitis unterscheidet sie vom benachbarten Fettgewebe an Bauch oder Taille, das in der Regel ziemlich glatt und gleichmäßig ist.

Unser Körper verwendet diese Fettzellen und das Bindegewebe als eine Art Lager für Abfallprodukte, und da diese Fettzellen im Hinblick auf den Stoffwechsel weniger aktiv sind als andere Zellen in unserem Körper, bilden sie einen idealen Platz für alle toxischen Abfallprodukte, die der Körper aus dem Weg räumen möchte, damit sie den Blutstrom nicht verseuchen. Dieses Problem ist nicht leicht zu lösen, zumal die Bereiche vom normalen Blutkreislauf teilweise ›abgeschnitten‹ sind.

Folglich lagert sich zuerst in diesen Bereichen mehr Fett ab und verschwindet dort auch zuletzt. Tatsächlich leiden nicht nur Übergewichtige an Zellulitis, sondern dieses Phänomen läßt sich auch an sehr schlanken Frauen beobachten.

Männer leiden nicht an Zellulitis, selbst wenn sie fettleibig sind. Nur Frauen sind davon betroffen und nur nach der Pubertät, denn dieser Zustand hängt mit unseren Hormonen zusammen. Klinische Untersuchungen ergaben, daß 75 % der befragten Frauen zu einem Zeitpunkt hormonellen Umschwungs Zellulitis bekommen: 12 Prozent in der Pubertät, 17 Prozent während der Schwangerschaft, 19 Prozent als sie mit der Einnahme der Pille begannen und 27 Prozent zu Beginn des Klimateriums. Die Verbindung zwischen weiblichen Hormonen und der Veranlagung zu Zellulitis wird noch deutlicher, wenn man bedenkt, daß Östrogen auch für die Steuerung des Flüssigkeitshaushalts verantwortlich ist, und diese Tatsache in sich ist schon der Haken am Problem Zellulitis. Der weibliche Hormonzyklus ist mit dem Blutkreislauf und besonders mit dem Lymphgefäßsystem fein abgestimmt. Da ein fehlerhafter Kreislauf als Hauptursache für die Störung angesehen wird, ist die Wirkung von Massagecremes leicht erkennbar. Alles, was den Blutkreislauf anregt, ist daher zur Behandlung geeignet, aber die besonderen Massagecremes dringen mit ihren pflanzlichen Wirkstoffen noch tiefer in die Haut ein als gewöhnliche Cremes.

Streß und unser Unvermögen damit umzugehen, kann ein wichtiger Auslöser für Zellulitis sein, da Streß auf den Hypothalamus wirkt, der wiederum alle anderen hormonellen Funktionen steuert.

Die Ernährung spielt ebenfalls eine große Rolle, da eine ungesunde Ernährung die Ablagerung von Fett fördert, insbesondere an Hüfte, Beinen und Armen. Ein Überschuß an Zucker, Salz, Gewürzen, Fett und Alkohol kann daher den Zustand von Zellulitis verschlechtern, indem sie das System mit zusätzlichen Abfallprodukten ›anreichern‹, die nur schwer ausgeschieden werden können. Verstopfung kann ebenfalls die Bildung von Zellulitis begünstigen — wenn die Abfallprodukte den Körper nicht auf den üblichen Wegen verlassen, wird sie der Körper fernab vom Blutstrom ablagern und wieder bilden die Fettzellen, die Zellulitis verursachen, den geeigneten Lagerplatz.

Eine Diät, die reich an frischem Obst und Gemüse ist, ist empfehlenswert, da sie die Verdauung und Entschlakkung fördert. Darüber hinaus sind sie gesund, da sie reich an Vitaminen und Mineralien sind. Vollkorngetreideflocken und proteinhaltige Lebensmittel (Fleisch, Fisch, fettarmer Käse) sorgen für eine ausgewogene Ernährung. Fettarme Milch und fettarmer Brotaufstrich sollten bevorzugt werden. Nahrungsmittel, die reich an Zucker, Salz, Fett und Gewürzen sind, sollten während der Diät auf ein Minimum reduziert werden. Der Alkoholkonsum ist nicht verboten, sollte jedoch auf zwei Getränke pro Tag eingeschränkt werden.

Eine andere Behandlung, die sich bei der Verringerung von Zellulitis als hilfreich erweisen kann, ist ein elektrisch betriebenes Massagegerät, das an den betroffenen Stellen eine große Tiefenwirkung hat. Ich empfinde die Massage angenehm, auch wenn sie ziemlich stark ist. Eine Behandlung dauert 20—30 Minuten und natürlich benötigt man eine ganze Behandlungsreihe, damit eine positive Wirkung auf den Körper erkennbar ist. Ich möchte nicht behaupten, daß diese Behandlung eine bessere Wirkung auf Ihre Zellulitis haben wird als jede Massagecreme, aber sie wird *sicherlich* helfen.

Als ich mich dazu entschloß, ein Nachfolgebuch zu schreiben, war mir klar, daß ich die verschiedenen Behandlungsmethoden näher untersuchen müßte. Im Laufe der Jahre war ich auf verschiedenen Schönheitsfarmen und in mehreren Heilbädern und, ehrlich gesagt, sie haben mir alle gut gefallen, wenn auch aus verschiedenen Gründen.

Heilbäder arbeiten auf unterschiedliche Weise. Bei manchen sind alle Behandlungen im Wochentarif inbegriffen. Andere wiederum haben nur ein Mindestmaß an Behandlungen im Grundpreis, während die zusätzlichen Behandlungen extra berechnet werden. Kürzlich war ich im Inglewood Heilbad in Kintbury, Berkshire. Wegen meinem besonderen Interesse an der Oberflächenbehandlung für Hüften und Oberschenkel wählte ich ein tägliches Spezialbad (gewöhnlich mit Meeresalgen), Ganzkörpermassage, eine Behandlung mit einem elektrisch betriebenen Massagegerät und die Slendertone-Therapie mit passiver Bewegung. Zusätzlich wählte ich Gymnastikübungen, Yoga, Entspannungsübungen und Unterwassergymnastik.

In allen anderen Schönheitsfarmen und Heilbädern, die ich je besucht habe, war es nie möglich, *alle* diese Behandlungen *täglich* zu bekommen. Wenn mich jemand fragt, was das Äußerste ist, das man für seine Hüften und Oberschenkel in einer Woche tun kann, antworte ich: ›Befolgen Sie eine fettarme Diät und machen Sie jeden Tag Gymnastikübungen, eine Wärmebehandlung (z.B. ein Bad, Sauna, Dampfbad), gefolgt von einer Massage und Slendertone-Therapie und unternehmen Sie einen forschen Spaziergang.

Das Gerät für die passive Bewegung (Slendertone-Therapie) trainiert die Muskeln, während Sie auf einer Couch oder auf dem Bett liegen. Es gibt ein tragbares, batteriebetriebenes Gerät und eine größere Version für den Schönheitssalon.

Das tragbare Gerät besteht aus dem Motorblock und acht mit Kunststoff umhüllten Drähten, die wiederum mit runden Gummipolstern verbunden sind. Die Polster werden an den Stellen des Körpers mit elastischen Bändern festgemacht, die Sie trainieren wollen. Das Gerät aktiviert die Muskeln an den entsprechenden Stellen, ohne daß Sie sich bewegen. Ihre Beine fühlen sich zwar nach einer 40minütigen Behandlung so an, als wären Sie 40 km gewandert, aber Sie werden keinen Muskelkater haben und nicht müde sein.

Das alles hört sich zu schön an, um wahr zu sein, und es gibt auch einige Nachteile. Die Geräte sind nicht billig und sehr zeitraubend. Sie sind besonders unbequem, wenn jemand unerwartet an der Türe steht!

Kein Gerät der Welt wird jedoch das Fett zum Schmelzen bringen. Das werden Sie nur dadurch erreichen, daß Sie die Kalorienzufuhr reduzieren und den Energieverbrauch durch sportliche Betätigung erhöhen. Diese Geräte werden aber auf jeden Fall die Spannkraft Ihrer Muskeln verbessern, so daß Sie darauf zurückgreifen können, wenn Sie aus irgendeinem Grund keinen Sport betreiben können. Manchen Menschen helfen diese Geräte sehr gut, andere können dagegen das merkwürdige Gefühl in den Muskeln nicht ertragen.

Zusammenfassend kann man sagen, daß alle diese Aktivitäten zu *befürworten* sind: die richtige Art körperlicher Betätigung wird Ihre Spannkraft erhöhen; Massagecremes oder andere Behandlungen werden den Blutkreislauf verbessern, und bis zu einem gewissen Grad *werden* sie alle hilfreich sein.

11

Das Langzeitdiätprogramm

Ironischerweise ist das Abnehmen immer der leichteste Teil einer Reduktionsdiät, zum Teil wegen des Neuheitswertes, zum Teil, weil wir ziemlich klare Anweisungen befolgen müssen. Probleme entstehen jedoch, sobald wir mit der Diät *aufhören*. Plötzlich fühlen wir uns frei von den Restriktionen, denen wir unterworfen waren, und wir denken allzu leichtfertig, ›Großartig, endlich kann ich Schokolade, Chips und Kuchen essen!‹ In dieser Hinsicht ist meine Spezialdiät hilfreich, denn Sie können nicht wieder jene Dinge essen, die Sie früher dick gemacht haben — gesetzt den Fall, Sie wollen schlank und rank bleiben. Aber Sie können sich ein wenig zurücklehnen und Sie können wieder viele Dinge essen, einschließlich Eier, fettarmem Hartkäse und Kuchen ohne Fett.

Bei den meisten Reduktionsdiäten wird der Stoffwechsel verlangsamt, weil sich der Körper der verringerten Kalorienzufuhr anpaßt, und wenn die Betroffenen wieder ›normal‹ essen, nehmen sie zu, obwohl sie sich nicht überfressen. Es scheint alles so ungerecht zu sein! Glücklicherweise wird bei meiner Spezialdiät der Stoffwechsel kaum verlangsamt, da mehr Kalorien verzehrt werden können, als bei einer anderen Diät. Dies wird besonders bei denjenigen deutlich, die sich sportlich betätigen.

Wir nehmen ab, wenn wir weniger Kalorien zu uns nehmen als unser Körper braucht, und dadurch gleichen wir das Defizit aus unseren Fettdepots aus. Sobald wir unser gewünschtes Gewicht erreichen, müssen wir dem Körper genügend Kalorien zuführen, um das neue Gewicht zu halten, aber nicht mehr, sonst werden die Überschüsse wieder als Fett abgelagert. Es ist eine verzwickte Situation, aber so lange Sie die Waage und das Meterband im Auge behalten, wird es Ihnen gelingen, Ihr Gewicht konstant zu halten. Sollten Sie dennoch einmal zunehmen, können Sie den Schaden mit ein paar Tagen Diät schnell wieder gutmachen. Wenn Sie aber Ihre schlanken Hüften und Beine behalten wollen, müssen Sie sich darüber im klaren sein, daß eine fettarme Diät auf lange Sicht entscheidend ist. Ich glaube nicht, daß Sie sich darüber Sorgen machen müssen, denn — ebenso wie es mir ergangen ist — es berichteten auch viele meiner Leser, daß sie ihre Geschmacksnerven im Zuge der Diät völlig umerzogen hatten, und danach war es überhaupt nicht schwierig, ihre neue Figur zu behalten. Viele von ihnen füllten den Fragebogen erst während des Langzeitdiätprogramms aus und sie berichteten, daß sie bei früheren Diäten sofort wieder zugenommen hatten, aber diesmal wäre es anders. Ich konnte zwischen den Zeilen lesen, daß sie zuversichtlich waren, nie wieder in ihre alten Eßgewohnheiten zu verfallen.

Berücksichtigt man all diese Faktoren, liegt es auf der Hand, wie wichtig dieses Kapitel ist. Sie müssen lernen, welche Nahrungsmittel Sie nach Belieben essen dürfen und welche Sie unbedingt vermeiden müssen, damit Sie Ihre schlanken Hüften und Beine für immer bewahren können.

Sie dürfen sich von den Einschränkungen einer echten Diät lösen. Lesen Sie bitte die nächsten vier Seiten gewissenhaft. Sie enthalten Ihren täglichen Nährwertbedarf, die Nahrungsmittel, die Sie wieder essen dürfen, und jene, die Sie weiterhin vermeiden sollten.

Sie brauchen die tägliche Fettmenge nicht zusammenzuzählen. Wenn Sie die Grundregeln, die Sie während der Diät gelernt haben, weiter befolgen, haben Sie nichts zu befürchten. Erst wenn Sie regelmäßig nach ›verbotenen Früchten‹ greifen, werden Sie die erzielten Ergebnisse wieder zunichte machen. Die Tatsache, daß wir es bisher während der Diät vermieden haben, Kalorien und Einheiten zu zählen, hat uns verwöhnt. Warum also sollten wir jetzt damit anfangen, die Fettmenge zu zählen? Entspannen Sie sich also und erinnern Sie sich daran, was Sie bisher gelernt haben.

Die folgenden Lebensmittel und Empfehlungen sollten die Grundlage Ihrer gesunden Ernährung sein. Der tägliche Diätplan sollte aus vernünftigen Mengen aus jeder Kategorie bestehen. Auf diese Weise nehmen Sie ausreichend Nährstoffe zur Erhaltung von Gesundheit und Energie auf, ohne dabei unnütze Lebensmittel zu verzehren, die nur zu Kalorien und Fettablagerung führen. Eine Diät aufgrund dieser Empfehlungen wird eine gesunde Verdauung fördern und Probleme damit werden der Vergangenheit angehören.

Proteine und Mineralien

Mindestens 150 g Fleisch, Fisch, Eier oder Käse sollten täglich verzehrt werden.

$\frac{1}{4}$ (höchstens jedoch $\frac{1}{2}$ l) entrahmte Milch sollte jeden Tag getrunken werden.

Fisch	Jede Sorte	Ohne Fett gedünstet, gegrillt oder in der Mikrowelle gegart
Fleisch	Jede Sorte, nur magere Stücke	Ohne Fett gegrillt, im Backofen oder in der Mikrowelle gebraten; entfernen Sie vor oder nach dem Garen das ganze Fett
Geflügel	Jede Sorte	Ohne Fett gegrillt, im Backofen oder in der Mikrowelle gebraten; essen Sie weder Haut noch Fett
Innereien	Jede Sorte	Ohne Fett dünsten, braten oder in der Mikrowelle garen
Eier		Auf beliebige Art ohne Fett zubereiten; verzehren Sie nicht mehr als 4 Stück pro Woche
Käse	Vorzugsweise fettarm	Möglichst auf 100 g pro Woche beschränken
Hüttenkäse		Es können unbegrenzte Mengen verzehrt werden
Joghurt	Jede Sorte	Unbegrenzt

Vitamine

Es sollten ungefähr 350 g Obst oder Gemüse täglich verzehrt werden.

Gemüse	Jede Sorte	Unbegrenzt, aber stets ohne Butter
Obst	Jede Sorte	Unbegrenzt; evtl. mit fettreduzierter Sahne oder Eiscreme servieren

Kohlenhydrate

Mindestens 100 g sollten täglich verzehrt werden.

Brot	Vollkorn oder Knäcke	Unbegrenzt, wenn Sie es ohne Fett essen; ansonsten den Verzehr auf 3 Scheiben Brot oder 8 Knäckebrot pro Tag beschränken
Getreideflocken	Frühstück	25 g—50 g pro Tag
Reis	Vollkorn	50 g pro Tag
Teigwaren	Ohne Fett	Durchschnittsportionen von 50—75 g pro Tag
Kartoffeln	Gekocht oder gebraten	Unbegrenzt, wenn Sie ohne Fett essen

Fette

Verzehren Sie so wenig wie möglich.

Fettarmer Brotaufstrich		Höchstens 15 g pro Tag; keine Butter oder Margarine
Sahne	Fettreduziert	25 g—50 g nur gelegentlich essen

196

Zusätzlich dürfen folgende Nahrungsmittel in Maßen gegessen werden

Milchpudding aus entrahmter Milch;

Salatdressing mit wenig Öl;

Kuchen, die ohne Fett zubereitet werden (Rezept 76, Apfelkuchen, und Rezept 89, Kleiekuchen);

Eiscreme;

Eierkuchen, mit entrahmter Milch zubereitet;

Trifle, aus fettfreiem Kuchen und Vanillesauce aus fettarmer Milch zubereitet, keine Schlagsahne;

Überbackener Blumenkohl, mit fettarmem Käse und entrahmter Milch zubereitet;

Bratwürste, nur wenn sie gut gegrillt werden;

Nüsse — nur sehr wenige, vermeiden Sie auf jeden Fall Paranüsse, Lambertsnüsse und Mandeln;

Trinkschokolade;

Saucen möglichst mit entrahmter Milch zubereiten; aber *ohne* Butter;

Suppen, außer Cremesuppen;

Soja, fettarm.

Vermeiden Sie folgende Nahrungsmittel

Butter, Margarine oder ähnliche Produkte;

Öl, Schmalz, Bratenfett usw.;

Soja mit vollem Fettgehalt;

Fritiertes Brot;

Kekse, alle süßen Variationen;

Alle Kuchen, außer sie sind nach fettfreien Rezepten zubereitet;

Vollmilchpulver;

Sahne, extra fett;

Käse, außer die fettarmen Sorten;

Streichkäse;

Quiche, Eier auf Schinken, Käse-Soufflé, überbackener Käse-Toast usw.;

Fett vom Fleisch, durchwachsener Speck;
Haut von Hähnchen, Pute, Ente, Gans usw.;
Salami, Leberwurst, Fleischpasteten usw.;
Sprotte oder Breitling, fritiert;
Fisch in Verbindung mit Öl;
Alles was in Öl ausgebacken wird, einschließlich Pilze
   oder Zwiebeln;
Getrocknete Kokosnuß;
Paranüsse, Mandeln, Lambertsnüsse;
Schokolade, Toffee, Pralinen, Karamelbonbons, Mürbe-
   teiggebäck;
Mayonnaise;
Marzipan;
French Dressing, mit Öl zubereitet;
Blätterteiggebäck;
Avocados.

Viele meiner Diätteilnehmer haben die Menüvorschläge in der Spezialdiät sehr genossen, so daß ich folgerichtig auch ein entsprechendes Langzeitdiätprogramm zusammenstellen mußte. Darüber hinaus ist es für manche leichter, schwarz auf weiß ihre Optionen zu lesen. Für sie habe ich die Menüvorschläge zusammengestellt. Das Abnehmen war nie leichter!
Bis zu einem gewissen Grad können Sie diese Menüs Ihren persönlichen Bedürfnissen anpassen, aber vergessen Sie nicht, daß am Ende eines Tages die Kalorienzahl doch ins Gewicht fällt. Also ersetzen Sie nicht eine Grapefruit durch eine Schüssel Cornflakes. Sie werden ein bis zwei Wochen brauchen, bis sich Ihr Körper an die größeren Mengen Essen gewöhnt. Behalten Sie also Ihre Maße und die Waage im Auge. Arbeiten Sie sich langsam in die Menüs im Langzeitdiätprogramm vor. Sie werden dann herausfinden, wieviel Sie essen *können*, ohne zuzunehmen. Die einzige wirkliche Gefahr be-

steht darin, daß Sie ausgehen und keine andere Wahl als ein fetthaltiges Essen haben. Selbst wenn Sie Ihr gewünschtes Gewicht erreicht haben, sollten Sie nach so einem Essen wieder etwas kürzer treten, um möglichen Schäden entgegenzuwirken.

Anweisungen für das Langzeitdiätprogramm

Essen Sie dreimal am Tag. Wählen Sie jeweils ein Gericht aus den Vorschlägen für Frühstück, Mittagessen und Abendessen aus.
Sie dürfen bis zu $\frac{1}{2}$ l entrahmte oder teilentrahmte Milch trinken.
Essen Sie frisches Obst nach Belieben.

Langzeitdiätprogramm

Frühstück: Getreideflocken

Folgende Getreidegerichte können je nach Bedarf mit entrahmter Milch und 1 TL braunen Zucker angerichtet werden.

1. 25 g Haferflocken in Wasser gekocht, mit 2 TL Honig, plus 1 Stück Obst.
2. Selbstgemachtes Müsli (Rezept 1), plus $\frac{1}{2}$ Scheibe Toastbrot und 1 TL Marmelade.
3. 25 g Kleie oder Kleie mit Sultaninen, plus $\frac{1}{2}$ Scheibe Toastbrot und 1 TL Marmelade.
4. 25 g Cornflakes oder andere Getreideflocken, plus ein Diätjoghurt.
5. 25 g Vollkornweizenflocken, plus 1 Stück Obst.

Frühstück: Obst

Bemerkung: ›Diätjoghurt‹ bezeichnet fettarmen, kalorienreduzierten Joghurt.

1. 1 Banane mit 150 g Volljoghurt oder 2 Diätjoghurts jeder Geschmacksrichtung.

2. 100 g Pfirsiche aus der Dose in natürlichem Saft und 150 g Diätjoghurt — jede Geschmacksrichtung, plus 1/2 Scheibe Toastbrot und 1 TL Marmelade.

3. 5 Zwetschgen in natürlichem Saft und 150 g Naturjoghurt, fettarm, plus 1 Scheibe Toastbrot mit 1 TL Marmelade.

4. 5 Zwetschgen in natürlichem Saft und eine Scheibe Toastbrot mit 1 TL Marmelade.

5. 4 gedörrte Aprikosen, eingeweicht, und 4 Zwetschgen (Rezept 2), mit 150 g Diätjoghurt — jede Geschmacksrichtung.

6. Soviel frisches Obst wie Sie mögen, aber auf einmal gegessen.

7. 200 g gedünstetes Obst (ohne Zucker) und ein Diätjoghurt — jede Geschmacksrichtung.

8. 150 g Früchtekompott (z.B. Orangen, Grapefruit, Pfirsiche, Ananas, Birnen — alle in natürlichem Saft) und 1 Joghurt.

9. Eine ganze frische Grapefruit und 1 Scheibe Toastbrot mit Marmelade.

Kleine Frühstücksgerichte

1. 1 Rührei und 1 Tomate auf 1 1/2 Scheiben (40 g) Toastbrot.

2. 200 g Tomatenfruchtfleisch in Stücken auf 2 Scheiben (50 g) Toastbrot.

3. 50 g sehr magerer Frühstücksspeck (alles Fett entfernen) mit beliebig vielen Tomaten und 1 Scheibe Toastbrot.

4. Eine halbe Grapefruit und 1 Scheibe (25 g) Toastbrot mit 1 gekochten Ei.

5. 50 g magerer Schinken, 2 Tomaten und 1 frisches Vollkornbrötchen mit fettarmem Brotaufstrich *oder* 2 TL Konfitüre.

6. 50 g gepökelte Hähnchen- oder Truthahnbrust, 2 Tomaten und 1 frisches Vollkornbrötchen mit 2 TL Marmelade.

7. 50 g geräucherte Truthahnbrust und 1 frisches Vollkornbrötchen mit fettarmem Brotaufstrich.

8. 25 g sehr magerer Frühstücksspeck (alles Fett entfernen) mit 100 g Pilzen, die zuvor in Gemüsebrühe gedünstet wurden, 200 g Tomatenfruchtfleisch in Stücken *oder* 4 frische gegrillte Tomaten, und eine Scheibe Toastbrot.

Mittagessen: Obst

1. Ananas-Boot (Rezept 3), plus 1 Diätjoghurt oder 1 Kugel Eiscreme.

2. Grapefruit-Cocktail mit Garnelen (Rezept 4), plus 1 Stück Obst *oder* 1 Diätjoghurt.

3. 4—5 Stück frisches Obst (z.B. 1 Orange, 1 Apfel, 1 Birne, 100 g Zwetschgen), plus 1 Joghurt.

4. 200 g frischer Obstsalat mit 1 Kugel Eiscreme *oder* fettreduzierter Sahne.

5. 3 Stück frisches Obst und 2 Diätjoghurts.

Mittagessen zum Mitnehmen

1. 2 Scheiben Brot, bestrichen mit fettarmem Salatdressing, belegt mit Kopfsalat und Garnelen, plus 1 Diätjoghurt *oder* 1 Stück frisches Obst.

2. Inhalt einer kleinen Dose überbackener Bohnen (Baked beans) mit zerkleinertem Kopfsalat, Tomaten, Zwiebeln, Sellerie, Gurke etc. und ein gekochtes Ei.

3. 2 Scheiben Brot mit 25 g Schinken, Kopfsalat, Gurke, Tomate, eingelegtem Essiggemüse und Senf.

4. 5 Scheiben Knäckebrot mit 50 g eingelegtem Essiggemüse und 5 Scheiben Truthahn- oder Hähnchenbraten, oder 50 g Hähnchen- oder Truthahnbrust mit 2 Tomaten und 1 Stück Obst.

5. Hähnchenschenkel (ohne Haut), gemischter Salat, Karottensalat (Rezept 12), Sojasauce oder Worcestersauce und Naturjoghurt, plus 1 Stück frisches Obst *oder* 1 Teller Diätsuppe.

6. 5 Scheiben Knäckebrot, fettarmer Hüttenkäse garniert mit Garnelen, plus 1 Stück Obst.

7. 5 Scheiben Knäckebrot mit fettarmem Käseaufstrich, garniert mit Salat und Garnelen oder zerkleinertem Hähnchen.

8. 100 g rote Kidney-Bohnen, 100 g Mais, zerkleinerte Gurke, Tomaten, Zwiebeln in Minzsauce und ein Naturjoghurt, plus 1 Teller Diätsuppe *oder* 1 Stück frisches Obst.

9. 4 Diätjoghurts — jede Geschmacksrichtung, plus 2 Stück frisches Obst.

10. Gemischter Salat aus Kopfsalat, Tomaten, Gurke, Zwiebeln, geriebenen Karotten etc., mit Garnelen, Shrimps, Herzmuscheln, Hummer oder Krabben

(insgesamt 150 g Meeresfrüchte) und Dressing für Meeresfrüchte (Rezept 5), plus 1 Stück frisches Obst oder 1 Teller Diätsuppe.

11. 4 Scheiben Knäckebrot mit Hüttenkäse, der je nach Geschmack angerichtet werden kann, mit Tomaten und unbegrenztem Salatgemüse; 1 Teller Diätsuppe.

12. 3 Scheiben Knäckebrot mit fettarmem Hüttenkäse oder Streichkäse, mit Salatgemüse garniert, plus 1 Diätjoghurt.

13. 1 Teller Diätsuppe, 3 Stück frisches Obst, plus 1 Diätjoghurt.

14. 1 Teller Diätsuppe, 1 Scheibe Brot, Salat angerichtet mit 1 TL fettarmem Salatdressing und 50 g geriebenem fettarmen Cheddar.

15. Dreifach-Sandwich — aus 3 Scheiben Brot, belegt mit 25 g Truthahn- oder Hähnchenbraten und 50 g Hüttenkäse, Kopfsalat, Tomaten, Gurke, Salatzwiebeln. Bestreichen Sie das Brot mit einer fettfreien süßen Sauce Ihrer Wahl oder einem kalorienarmen Salatdressing. Machen Sie ein Sandwich mit dem Hähnchen oder Truthahn und dem Salat, belegen Sie das andere Brot mit Hüttenkäse und Salat und setzen es dem Sandwich auf.

16. 4 Scheiben Knäckebrot mit 50 g Sardinen in Tomatensauce, garniert mit Tomatenscheiben, plus 1 Stück frisches Obst.

17. Sandwich aus 3 Scheiben Vollkornbrot, bestrichen mit Dressing für Meeresfrüchte (Rezept 5), mit 50 g mariniertem Lachs und Gurken, plus 1 Stück frisches Obst.

Mittagessen: kalte Gerichte

1. 1 Teller Diätsuppe, Curry-Huhn mit Joghurt-Salat (Rezept 6).

2. Meeresfrüchte-Salat (Rezept 7), plus frischer Obstsalat oder Joghurt.

3. Käsesalat mit Garnelen und Spargel (Rezept 8), plus 1 Stück frisches Obst oder Joghurt.

4. Hähnchenteile (ohne Haut) *oder* Garnelen, angerichtet mit einem gemischten Salat aus Kopfsalat, Tomaten, Radieschen, Lauchzwiebeln, Paprikaschoten, Gurke, mit fettarmem *oder* Joghurtdressing anrichten, plus 1 Stück frisches Obst.

5. Krabben- und Spargel-Sandwich: 2 Scheiben Vollkornbrot mit Dressing für Meeresfrüchte bestreichen (Rezept 5). Verteilen Sie frische Krabben *oder* Krabben aus der Dose auf dem Brot und richten Sie das Sandwich mit Spargel an. Plus 1 frischer Obstsalat.

6. Karottensalat mit Orangen (Rezept 10), plus 1 Joghurt.

7. Kidney-Bohnensalat (Rezept 11), plus 1 Joghurt.

8. 4 Scheiben Vollkornbrot zu einem Riesensandwich zusammengesetzt: das Brot mit fettarmem Dressing bestreichen und mit viel Salat belegen, z. B. Kopfsalat, Gurke, Zwiebel, Kresse, Tomaten, rote Bete, grüne und rote Paprikaschoten.

9. 100 g Hüttenkäse (beliebig abgeschmeckt) mit einem großen gemischten Salat, plus 1 Joghurt und 1 Stück frisches Obst.

10. Großer Salat mit Garnelen und ein gekochtes Ei, mit Dressing für Meeresfrüchte (Rezept 5) angerichtet.

11. Reissalat: In einer Schüssel mit zerkleinerten Papri-

kaschoten, Tomaten, Zwiebeln, Erbsen, Zucker-mais, 15 g Erdnüsse und Gurke mit gekochtem Naturreis vermischen. Mit Sojasauce servieren.

12. 200 g fettarmer Hüttenkäse, beliebig angemacht, mit 2 Birnenhälften aus der Dose, zerkleinertem Apfel und Sellerie, angerichtet auf Salatblättern und mit Tomaten und Gurke garniert; plus 1 Joghurt.

13. 50 g Sardinen in Tomatensauce und ein großer Salat mit Vinaigrette ohne Öl mit Orangen und Zitronen (Rezept 13) *oder* mit fettarmem Dressing, plus 1 frischer Obstsalat.

14. 50 g marinierter Lachs mit einem großen Salat und Minzjoghurt oder fettarmem Dressing, plus ein frischer Obstsalat *oder* 1 Stück frisches Obst.

15. Gemischter Salat mit 100 g Krautsalat (kalorienreduziert) und 100 g Kartoffelsalat (kalorienreduziert), plus 50 g Garnelen *oder* 50 g Hähnchen, und 1 Stück frisches Obst.

16. 5 Scheiben Knäckebrot mit kalorienarmem Krautsalat, mit Salat garniert, plus 1 Stück frisches Obst *oder* 1 Diätjoghurt.

Mittagessen: Warme Gerichte

1. Erbsensuppe mit Schinken (Rezept 14), plus 1 Scheibe Vollkorn-Toast.

2. Gebackene Kartoffeln mit 200 g überbackenen Bohnen (Baked beans) aus der Dose und 15 g geriebenem fettarmem Käse *oder* 1 Stück frisches Obst.

3. 2 Scheiben (50 g) Vollkorn-Toast mit 450 g überbackenen Bohnen (Baked beans) aus der Dose, plus 1 Stück frisches Obst.

4. Gebackene Kartoffeln mit fettarmem Hüttenkäse und Salat (der Hüttenkäse kann mit Schnittlauch,

Zwiebeln, Ananas etc. abgeschmeckt werden), plus 1 Stück frisches Obst.

5. 1 Teller Diätsuppe, plus 2 gebratene Äpfel, gefüllt mit 25 g Dörrobst, etwas Semmelbröseln und gesüßt mit Honig oder Süßstoff, mit fettarmem Naturjoghurt servieren.

6. Klare Brühe *oder* Gemüsesuppe mit 1 Scheibe Toastbrot servieren, danach 2 Stück frisches Obst und 1 Joghurt.

7. Gebackene Kartoffeln mit 25 g Roastbeef *oder* Schweinebraten *oder* gekochtem Schinken (alles Fett entfernen) *oder* 100 g Hähnchenfleisch (ohne Haut), mit eingelegtem Essiggemüse *oder* Salat mit etwas fettreduziertem Dressing servieren.

8. 2 Scheiben Vollkorn-Toast mit einer kleinen Dose überbackenen Bohnen (Baked beans) und 2 Tomaten, plus 1 Stück frisches Obst.

9. Gebackene Kartoffeln mit Zuckermais und Salat mit fettreduziertem Dressing.

10. Gebackene Kartoffeln mit geriebenen Karotten, gehackten Zwiebeln, Tomaten, Zuckermais und Paprikaschoten, garniert mit fettarmem Krautsalat, plus 1 Naturjoghurt.

11. Gebackene Kartoffeln gefüllt mit 100 g Hüttenkäse, der zuvor mit 4 TL Tomatenmark und schwarzem Pfeffer abgeschmeckt wurde, plus 1 Joghurt *oder* 1 Stück frisches Obst.

12. Gebackene Kartoffeln mit 100 g Krautsalat mit Garnelen, plus 1 Stück frisches Obst.

13. Gebackene Kartoffeln mit 100 g Krautsalat und 1 Diätjoghurt.

14. Gebackene Kartoffeln mit 100 g Krautsalat, mit

Knoblauch und Kräutern abgeschmeckt, plus 1 Stück frisches Obst.

15. Gebackene Kartoffeln mit Nieren in Barbecue-Sauce (Rezept 15), plus 1 Diätjoghurt.

16. Gebackene Kartoffeln mit Hähnchen und Paprikaschoten (Rezept 16), plus 1 Stück frisches Obst.

17. 1 Teller Diätsuppe und 1 gebackene Kartoffel mit Garnelen und Mais (Rezept 18).

Abendessen: Vorspeisen

1. Rohkostplatte (Rezept 19), plus ein Glas Wein *oder* 1 Vollkornbrötchen.

2. Hähnchensuppe mit Pilzen (Rezept 20), plus $\frac{1}{2}$ Scheibe Vollkorn-Toast.

3. Orangen-Grapefruit-Cocktail (Rezept 21), plus 1 Vollkornbrötchen.

4. Melonen-Salat mit Garnelen (Rezept 22), plus 1 Vollkornbrötchen.

5. Gefüllte Birne (Rezept 23), plus 1 Glas Wein.

6. Französische Tomaten (Rezept 24), plus $\frac{1}{2}$ Scheibe Vollkornbrot mit fettarmem Brotaufstrich.

7. Grapefruit-Stücke in natürlichem Saft.

8. Melonenkugeln in kalorienarmem Ginger Ale, plus 1 Glas Wein.

9. Klare Brühe und 1 Vollkornbrötchen.

10. Knoblauch-Pilze (Rezept 25), plus 1 Vollkornbrötchen.

11. Melonen-Salat (Rezept 26), plus Knoblauchbrot.

12. Ratatouille (Rezept 27), plus Knoblauchbrot.

13. Ein Stück Melone, plus 1 Glas Wein.

14. Eine halbe Grapefruit, plus 1 Glas Wein.

15. Stilton-Birnen (Rezept 91).

Anmerkung: Der Wein kann frei gewählt werden, eventuell kann man ihn gegen ein Vollkornbrötchen austauschen.

Abendessen: Hauptgerichte

Wer das Langzeitdiätprogramm befolgt, kann aus der folgenden Liste Gerichte auswählen, wobei nicht mehr so streng auf Mengen geachtet werden muß.

1. Gebratenes Hähnchen und Gemüse (Rezept 29).

2. Schellfisch nach Florentiner Art (Rezept 30) mit Kartoffeln.

3. Hähnchen Veronique (Rezept 31) mit Kartoffeln und Zwiebeln.

4. Tandoori-Hähnchen (Rezept 33).

5. Schäfer-Pastete (Rezept 34).

6. Curry-Fisch mit Reis (Rezept 35).

7. Steak Surprise (Rezept 36).

8. Gedünsteter, gegrillter oder in der Mikrowelle gebratener weißer Fisch (Kabeljau, Scholle, Wittling, Schellfisch, Seezunge, Heilbutt) mit beliebig viel gekochtem Gemüse.

9. Hähnchenteile, ohne Haut braten, in Barbecue-Sauce (Rezept 37), mit gebackenen Kartoffeln *oder* gekochtem Naturreis und beliebig viel Gemüse servieren.

10. Pot-au-feu (Rezept 38).

11. Spaghetti Bolognese (Rezept 39).

12. Gegrillte Hähnchen- *oder* Truthahn-Spieße (Rezept 40) mit Naturreis.

13. Schweinshaxe vom Grill (alles Fett entfernen), mit Apfelmus und beliebig viel Gemüse.

14. Forelle gedünstet oder gegrillt oder in der Mikrowelle gegart, mit Garnelen gefüllt, mit einem großen Salat *oder* verschiedenen Gemüsesorten servieren.

15. Kalbs-, Rind-, Schweine- oder Lammleber, mit Zwiebeln geschmort, mit beliebig viel Gemüse servieren.

16. Truthahn (ohne Haut) mit Preiselbeersauce, trockenen, überbackenen Kartoffeln und beliebig viel Gemüse.

17. Lammfleisch, von dem das ganze Fett entfernt wurde, im Backofen gebraten, mit überbackenen Schwarzwurzeln (Rezept 82) und beliebig viel Gemüse.

18. Hähnchenfleisch (ohne Haut) gedünstet, gegrillt, im Backofen oder in der Mikrowelle gebraten, mit beliebig viel Gemüse servieren.

19. Hähnchen- oder Garnelen-Chop-Suey (Rezept 41) mit Naturreis.

20. Curry-Huhn (Rezept 43) mit Naturreis.

21. Gegrillter oder gebratener Räucherschinken *oder* Räucherspeck, von dem das ganze Fett entfernt wurde, mit Ananas und beliebig viel Gemüse.

22. Fischauflauf (Rezept 44) mit beliebig viel Gemüse.

23. Gegrillter Frühstücksspeck, von dem das ganze Fett entfernt wurde, mit gegrillten Tomaten, überbackenen Bohnen (Baked beans) und gebackenen oder gekochten Kartoffeln.

24. Ente im Backofen gebraten (ohne Haut) mit beliebig viel Gemüse.

25. Chinesisches Huhn (Rezept 45).

26. Fisch-Risotto (Rezept 46).

27. Rumpsteak, gegrillt, mit einer gebratenen Kartoffel oder einigen Pommes frites und Salat oder Gemüse servieren.

Abendessen: vegetarische Hauptgerichte

Die folgenden Gerichte können je nach Wunsch mit 25 g fettreduziertem Käse ergänzt werden. Als Alternative können Sie 10 g Nüsse oder ein Ei dazu essen.

1. Gefüllter Kürbis (Rezept 47) mit beliebig viel Gemüse.

2. Gemüseauflauf (Rezept 48).

3. Gemüse nach Schäfer-Art (Rezept 50) mit beliebig viel Gemüse.

4. Curry-Gemüse (Rezept 51) auf Naturreis.

5. Chili con Tofu (Rezept 52) mit Naturreis.

6. Vegetarisches Chili (Rezept 53) mit Naturreis.

7. Spaghetti Bolognese für Vegetarier (Rezept 54).

8. Pilze Stroganoff (Rezept 55) mit beliebig viel Gemüse.

9. Bohnensalat (Rezept 56) mit kaltem, gekochtem Naturreis und Sojasauce.

10. Kichererbsenpüree mit Rohkost (Rezept 57).

11. Gewürzter Bohnentopf (Rezept 58) mit beliebig viel Gemüse.

12. Gemüsespieße (Rezept 59) mit Reis und Mais.

13. Gemüsetopf (Rezept 60) mit Naturreis oder Lyoner Kartoffeln (Rezept 32).

14. Dreierlei Bohnensalat (Rezept 61) mit Salat und kaltem, gekochtem Naturreis.

15. Gefüllte Paprikaschoten (Rezept 62) mit Salat.

16. Bohnentopf (Rezept 63).

17. Kichererbsentopf mit Fenchel (Rezept 64).

18. Gemüse-Chop-Suey (Rezept 42) mit Naturreis.

19. Tofu-Gulasch (Rezept 49).

Abendessen: Desserts

1. Baiser-Körbchen, gefüllt mit Himbeeren, mit Himbeer-Joghurt *oder* mit 1 Kugel Eiscreme verziert.

2. Früchtecreme (Rezept 65), plus 1 TL fettreduzierte Sahne.

3. Gefüllte Äpfel mit Naturjoghurt *oder* Eiscreme.

4. 100 g frischer Obstsalat vermischt mit 100 g Naturjoghurt *oder* 50 g fettreduzierter Sahne *oder* 1 Kugel Eiscreme.

5. Gedünstetes Obst (ohne Zucker) mit 50 g fettarmer Eiercreme (Rezept 66) *oder* Eiscreme.

6. Apfelschaum mit schwarzen Johannisbeeren (Rezept 67), plus fettreduzierte Sahne.

7. Orangensorbet mit Ananas (Rezept 68), plus fettreduzierte Sahne.

8. Himbeermousse (Rezept 69), plus fettreduzierte Sahne *oder* Eiscreme.

9. In Scheiben geschnittene Bananen mit Himbeerjoghurt verziert, plus 1 TL Sahne *oder* 1 Kugel Eiscreme.

10. Frische Erdbeeren oder Himbeeren mit 2 EL Sahne.

11. Birnen in Rotwein (Rezept 70) mit fettreduzierter Sahne.

12. Ananas in Kirschwasser (Rezept 71) mit Eiscreme.

13. Orangen in Cointreau (Rezept 72) mit fettreduzierter Sahne.

14. In Scheiben geschnittene Bananen mit frischen Himbeeren oder Erdbeeren, plus 1 Diätjoghurt.

15. In Scheiben geschnittene frische Pfirsiche mit frischen Himbeeren und 1 Kugel Eiscreme.

16. Zwei Stück frisches Obst Ihrer Wahl, plus 1 Diätjoghurt.

17. Ananas-Boot (Rezept 3) mit 1 EL Ananas-Eiscreme.

18. Diät-Milchreis (Rezept 73), plus 1 EL Konfitüre *oder* 50 g Obst aus der Dose in natürlichem Saft.

19. Früchtesorbet (Rezept 74), plus 1 Kugel Eiscreme.

20. Birnenbaiser (Rezept 75) mit fettreduzierter Sahne.

21. 200 g frischer Obstsalat mit 1 Kugel Eiscreme *oder* fettreduzierter Sahne.

22. Diätjoghurt, evtl. mit Früchten, auf 1 Kugel Eis.

23. Gedünsteter Rhabarber, mit Süßstoff gesüßt, mit Rhabarber-Diätjoghurt und Eiscreme angerichtet.

24. Fettarmer Frischkäse — jede Geschmacksrichtung.

25. Ein Stück Apfelkuchen (Rezept 76) mit fettreduzierter Sahne.

26. Ein Stück Kleiekuchen (Rezept 89).

Getränke

Sie können Tee und Kaffee nach Belieben trinken, solange Sie ihn schwarz trinken oder mit entrahmter oder teilentrahmter Milch. Nehmen Sie lieber Süßstoff als Zucker. Sie dürfen weiterhin zwei alkoholische Getränke am Tag zu sich nehmen. Ein Getränk bedeutet: ein Gläschen Schnaps, ein Glas Wein, ein Likörglas Sherry, ein Glas Bier ($\frac{1}{4}$ l). Sie sollten nur Diätlimonade zum Mischen benützen, und diese wiederum können Sie nach Belieben trinken.

Sie dürfen soviel Wasser trinken, wie Sie wollen. Mineralwasser mit wenig Kohlensäure ist empfehlenswert.
Trauben-, Apfel-, ungesüßter Orangen-, Grapefruit- und Ananassaft oder der Saft von exotischen Früchten sollte nur in Maßen getrunken werden.
Vorschläge für wohlschmeckende, kalorienarme Getränke finden Sie im Rezeptteil.

Saucen, Bratensaft, Brotaufstrich und Dressings

Saucen, die ohne Fett und mit fettarmer Milch zubereitet werden, können in Maßen verzehrt werden. Dünne Bratensauce, die aus Saucenpulver, aber nicht aus Granulat gemacht wurde, kann ebenfalls zu den Hauptgerichten serviert werden. Für Salate wählen Sie ein fettfreies Dressing aus dem Rezeptteil, und benützen Sie ab und zu auch das Dressing für Meeresfrüchte, je nachdem, welches Menü Sie ausgewählt haben.

12

Das Leben voll
auskosten

Übergewicht kann unser Selbstwertgefühl so weit einschränken, daß wir unser tatsächliches Potential nicht
mehr ausschöpfen. Ich habe schon in früheren Kapiteln
aufgezeigt, wie einige meiner Diätteilnehmer im Zuge
der Diät das Vertrauen gefunden haben, ein neues Leben zu beginnen.
Ich glaube, daß jeder von uns auf einem Gebiet begabt
ist. Einige können Blumen-Arrangements machen oder
dekorieren, andere haben eine gute Hand beim Organi-
sieren, manche sind geschäftstüchtig oder dichten gerne, andere nähen oder stricken, unterrichten — tau-
sendundeine Möglichkeiten stehen zur Wahl! Vielleicht
sind Sie sich Ihres Talentes schon bewußt, aber Sie hatten bisher nicht den Mut, es zu pflegen — oder vielleicht haben Sie klare Vorstellungen von einer Sache
und hatten bisher nicht den Nerv dazu, damit anzufangen.
Mit einer neuen, glücklichen und gesunden Lebenseinstellung ist jetzt der geeignete Augenblick gekommen,
damit anzufangen. Sie können beschließen, einen
Abendkurs zu besuchen, Fahrstunden zu nehmen, ins

Arbeitsleben zurückzugehen oder ein Geschäft zu eröffnen. Wenn Sie es nicht versuchen, können Sie auch keinen Erfolg haben! Sitzen Sie also nicht herum — tun Sie es einfach! Beseitigen Sie alle Entschuldigungen und den Satz ›Ich kann nicht‹ aus Ihrem Wortschatz. Wenn Sie es nur richtig versuchen, werden Sie zwangsläufig erfolgreich sein.

Wenn wir mit uns nicht zufrieden sind, werden wir unser wahres Potential *nie* wahrnehmen und erfolglos sein. Personen, die *keine* Gewichtsprobleme haben und uns kritisieren, weil wir welche haben und versuchen, abzunehmen, können sich vermutlich gar nicht vorstellen, wie wichtig es für uns ist, mit uns selbst glücklich zu sein. Ein schlanker Körper ist für manche Leute sehr wichtig — das muß man akzeptieren. Paradoxerweise ist es gerade für diejenigen absolut wichtig, schlank zu sein, die Gewichtsprobleme haben. Jene Personen, die von Haus aus schlank sind, können es sich einfach nicht vorstellen, wie es uns anderen geht.

Wenn wir mehr Selbstvertrauen haben, sind wir in der Lage, unser Leben in den Griff zu bekommen — auch Probleme, die vorher unlösbar schienen. Viele Personen, die unglücklich sind, leben jahrelang mit ihrem Unglück — und das nur wegen fehlendem Selbstvertrauen. In meinen Gesprächen bezeichne ich das Leben als Garten. Unser Lebensgarten kann voller Blumen oder voller Unkraut sein. Und wenn wir wahres Glück erreichen wollen, müssen wir das Unkraut eins nach dem anderen durch Blumen ersetzen. Das Problem kann ein selbstsüchtiger Nachbar sein; oder Sie haben das Gefühl, daß Sie Ihr Vorgesetzter haßt, und Sie gehen ungern zur Arbeit; ein Verwandter, der Sie deprimiert oder eine Arbeit, die Ihnen zuwider ist. Was immer es auch sein mag, es wird Ihnen nicht besser gehen, wenn Sie nichts dagegen tun.

Wenn wir mehr Selbstvertrauen haben, fällt es uns leichter, anderen Menschen gegenüberzutreten und unsere eigene Meinung auszusprechen. Meistens weiß die Person, die uns nervt, gar nicht, daß es *überhaupt* ein Problem gibt. Je früher wir also darüber sprechen, um so besser ist es.

Wir sollten aber das Unkraut nicht mit einer Planierraupe beseitigen, denn damit würden wir andere Menschen verletzen, und das ist das *Letzte*, was wir tun sollten. Wenn wir aber unseren Standpunkt vernünftig darstellen, werden wir überrascht sein, wie verständnisvoll und kooperativ die anderen sind.

Aggression ist oftmals Ausdruck für mangelndes Selbstvertrauen. Sobald man sich aber höflich und freundlich benimmt — es muß natürlich ehrlich sein —, wird diese Welt richtig lebenswert. Ich versuche stets das Selbstvertrauen von Mitmenschen aufzubauen. Wenn Teilnehmer über mehrere Wochen hinweg meine Kurse besuchen, kann ich aufblühende Blumen erkennen. Oft beginnen sie die Kurse im Jogging-Anzug, nachdem sie aber abnehmen, haben sie den Mut, Gymnastikhosen anzuziehen. Ich versuche sie darauf anzusprechen, wie schlank sie aussehen — denn ich kann es *sehen*, wenn sie abnehmen. Wenn ich ihnen das sage, sind sie angenehm überrascht und ich sehe die Blume wachsen. Es macht Freude, das zu sehen.

Wir alle mögen es, Komplimente zu bekommen. Aber noch größer ist die Freude, Komplimente zu *machen*. Wenn Sie den Mut haben, anderen Menschen Komplimente zu machen, werden Sie feststellen, welche Freude Sie damit bereiten können. Ich glaube deshalb, daß es gut ist, anderen Menschen öfter Komplimente zu machen. Und wenn Sie das Glück haben, auf der empfangenden Seite zu stehen, nehmen Sie die Komplimente an, als wären sie ein Geschenk — mit Anmut und Dankbarkeit. Weisen Sie sie nicht ab. Haben Sie erst alle Pfunde und Zentimeter mit der Spezialdiät abgenommen und jemand sagt Ihnen »Du siehst phantastisch aus!«, sagen Sie einfach »Vielen Dank!« und freuen Sie sich darüber!

13

Nahrungsmittel und ihr Fettgehalt - die vollständige Liste

Die folgende Tabelle listet den durchschnittlichen Fettgehalt von gängigen Lebensmitteln auf, die üblicherweise in Läden oder Restaurants erhältlich sind, und ist so gestaltet, daß Sie deren Fettgehalt auf einen Blick erkennen können.

Die Tabelle enthält nicht den Fettgehalt der Gerichte im Rezeptteil. Diese Rezepte wurden sorgfältig zusammengestellt und enthalten so wenig Fett wie möglich, so daß sie verglichen mit ›normalen Rezepten‹ einen ohnehin niedrigeren Fettgehalt haben. Wenn Sie die in Kapitel 8 vorgeschlagenen Gerichte als Grundlage nehmen, können Sie die Speisen stets nach Ihrem persönlichen Geschmack abwandeln, wobei Sie den Fettgehalt der einzelnen Lebensmittel im Auge behalten müssen. Manche Lebensmittel sind allerdings fettarm, aber kalorienreich, so daß Sie der gesunde Menschenverstand leiten wird, nicht zu viel zu essen und dadurch zuzunehmen. Beispielsweise enthalten Alkohol und gekochte Süßigkeiten kein Fett, aber Unmengen von Kalorien. Also sollte ihr Verzehr eingeschränkt werden.

Wer das Langzeitdiätprogramm befolgt, sollte stets darauf achten, Nahrungsmittel mit weniger als 4 g Fett pro 25 g Nahrungsmittel auszuwählen.

Die folgende Tabelle zeigt jeweils den Fettgehalt von 25 g des betreffenden Produkts auf. Die Angaben auf den Packungen der meisten Nahrungsmittel gelten für 100 g, ich habe daher in meiner Tabelle stets ein Viertel dieses Wertes berücksichtigt.

Wenn Sie diese Tabelle im Auge behalten, werden Sie schnell lernen, welche Nahrungsmittel einen hohen bzw. einen niedrigen Fettgehalt haben, und Sie werden in der Lage sein, durch gesundes Essen ein langes und aktives Leben zu führen.

Gramm pro 25 g Nahrungsmittel

	1	2	3	4	5	6	7	8	9	10	11	12	13	14	15	16	17	18	19	20	21	22	23	24	25

Getreide

Gerste

Kleie

Maismehl

Puddingpulver

Weizenmehl, Vollwert

Weizenmehl, weiß

Makkaroni

Hafermehl, roh

Reis

Roggen

Sago

Weizengrieß

Soja, voller Fettgehalt

Soja, fettarm

Spaghetti, gekocht

Spaghetti, aus der Dose
   in Tomatensauce

Tapioka, roh

Tagliatelle

Brot

Brötchen
Knäckebrot
Weißbrot
Weizenvollkorn
Roggenvollkorn
Roggenbrot
Pumpernickel

Frühstücksflocken

Cornflakes
Müsli
Weizenflocken
Haferflocken

Kekse

Schokoladenkekse, ganz
überzogen
Sahnekekse
Mürbeteiggebäck
Waffeln, gefüllt
Einfache Kekse
Kräcker
Kartoffel-Chips

● Geringfügig   ○ Null

221

Gramm pro 25 g Nahrungsmittel

Skala: 1 2 3 4 5 6 7 8 9 10 11 12 13 14 15 16 17 18 19 20 21 22 23 24 25

Kuchen

Nahrungsmittel	Gramm pro 25 g
Sandkuchen	3
Biskuit mit Fett	7
Biskuit ohne Fett	2
Krapfen (Berliner)	5
Eclairs	6
Marmelade-Törtchen	1
Blätterteiggebäck	10
Teegebäck	4
Käsekuchen	5
Obstkuchen, gedeckt	5
Obstkuchen, nicht gedeckt	2
Yorkshire Pudding	3

Desserts

Nahrungsmittel	Gramm pro 25 g
Milchspeiseeis	2
Früchteeis	3
Meringue, Baiser	○
Milchpudding	1

Eierkuchen . . . .
Trifle (Pudding mit Kuchen,
Früchten und Vanille-
sauce) . . . .

Milch und Milchprodukte

Kuhmilch:
Frische Vollmilch . . . .
Sterilisiert . . . . . .
Buttermilch . . . . . .
H-Milch, ultrahoch-
erhitzt . . . .
Frisch, entrahmt . . . .
Dosenmilch, voll
fett . . . .
Dosenmilch,
entrahmt . . . .
Kondensierte Milch, voll
fett . . . .
Milchpulver, voll fett . . .
Milchpulver,
entrahmt . . . .

● Geringfügig   ○ Null

Gramm pro 25 g Nahrungsmittel

Nahrungsmittel	Gramm pro 25 g (Skala 1–25)
Ziegenmilch	
Sahne (mind. 10 % Fett)	
Schlagsahne (mind. 28 % Fett)	
Crème double	
H-Milch	
Käse:	
Brie	
Butterkäse	
Camembert	
Cheddar	
Edamer (30 % Fett i. T.)	
Gouda	
Hüttenkäse	
Magerquark	
Gruyère	
Parmesan	
Romadur (20 % Fett i. T.)	
Schichtkäse (20 % Fett i. T.)	
Sahnekäse	

Frischkäse . . . .

Schmelzkäse (20 % Fett i. T.) .

Speisequark (20 % Fett i. T.) .

Stilton . . . .

Tilsiter . . . .

Joghurt (fettarm):

Natur . . . .

Mit Aromastoffen . . . . .

Frucht . . . .

Haselnuß . . . .

Griechischer Joghurt aus

Schafsmilch . . . .

Eier

Ganz, roh . . . .

Eiweiß . . . .

Eigelb . . . .

Gekocht . . . .

Gebraten . . . .

Pochiert . . . .

Omelette . . . .

Rührei . . . .

● Geringfügig   ○ Null

Gramm pro 25 g Nahrungsmittel	1	2	3	4	5	6	7	8	9	10	11	12	13	14	15	16	17	18	19	20	21	22	23	24	25

Eier- und Käsegerichte

Nahrungsmittel	Gramm pro 25 g
Blumenkohl mit Käse überbacken	2
Käse-Soufflé	5
Makkaroni mit Käse	3
Pizza mit Käse, Tomaten	3,5
Quiche Lorraine	7
Eier auf Schinken	5
Überbackener Käse-Toast	6

Fette und Öle

Nahrungsmittel	Gramm pro 25 g
Butter	20
Butterschmalz	25
Brotaufstrich, fettarm	10
Pflanzenöle (Olivenöl, Sonnenblumenöl, Maisöl ect.)	25
Gänseschmalz	25

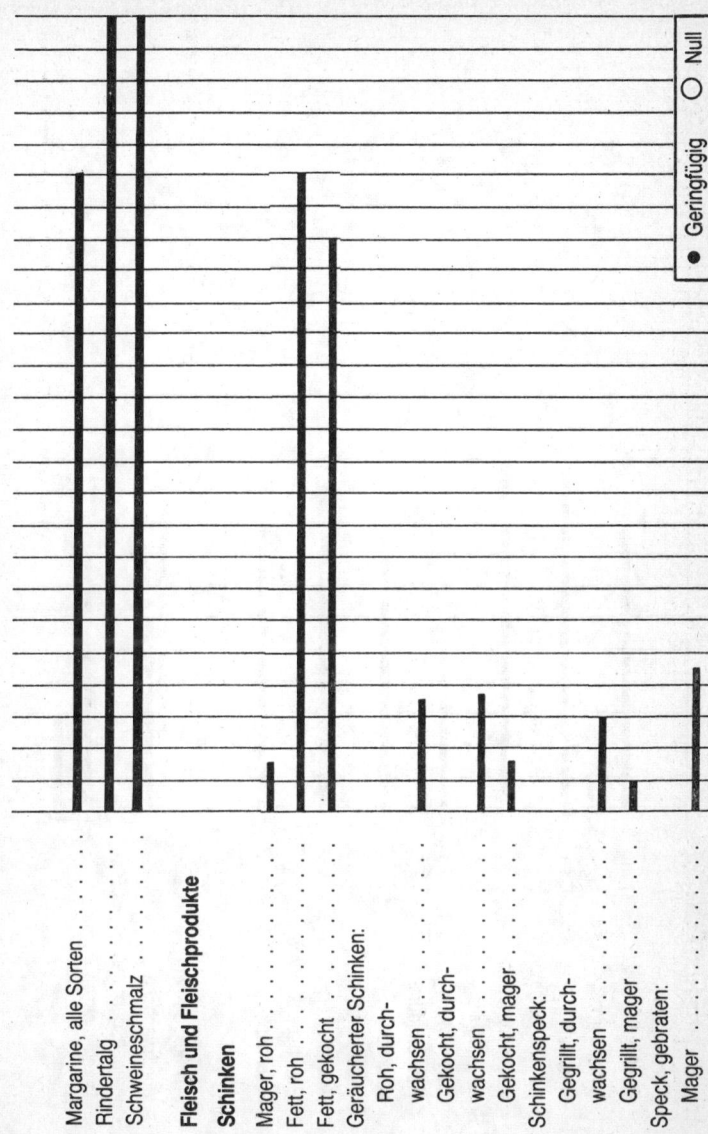

Margarine, alle Sorten . . . .

Rindertalg . . . .

Schweineschmalz . . . .

Fleisch und Fleischprodukte

Schinken

Mager, roh . . . .

Fett, roh . . . .

Fett, gekocht . . . .

Geräucherter Schinken:

    Roh, durch-
    wachsen . . . .

    Gekocht, durch-
    wachsen . . . .

    Gekocht, mager . . . .

Schinkenspeck:

    Gegrillt, durch-
    wachsen . . . .

    Gegrillt, mager . . . .

Speck, gebraten:

    Mager . . . .

● Geringfügig   ○ Null

Gramm pro 25 g Nahrungsmittel

Nahrungsmittel	Gramm pro 25 g
Rücken, durchwachsen	10
Mitte, durchwachsen	11
Bauchspeck, durchwachsen	11,5
Speck, gegrillt: Mager	4
Rücken, durchwachsen	8,5
Mitte, durchwachsen	8,5
Bauchspeck, durchwachsen	9
Rind	
Bruststück: gekocht, durchwachsen	6,5
Querrippe, gebraten: Durchwachsen	8,5
Mager	3,5

Hackfleisch:
Roh . . . .
Gegart . . . .
Rumpsteak, gebraten:
Durchwachsen . . . . . .
Mager . . . .
Rumpsteak, gegrillt:
Durchwachsen . . . . . .
Mager . . . .
Schwanzstück, gesalzen
und gekocht:
Durchwachsen . . . . . .
Mager . . . .
Lendenstück, gebraten
oder gegrillt:
Durchwachsen . . . . . .
Mager . . . .
Schmorbraten:
Geschmort, durch-
wachsen . . . .

Gramm pro 25 g Nahrungsmittel

Nahrungsmittel	Gramm
Hochrippe, gebraten:	
Durchwachsen	3
Mager	2
Lamm	
Brust, gebraten:	
Durchwachsen	8
Mager	4
Lendenstück, gegrillt:	
Durchwachsen	8
Durchwachsen, mit Knochen gewogen	6
Mager	3
Mager, mit Knochen gewogen	2
Kotelett, gegrillt:	
Durchwachsen	8
Durchwachsen, mit Knochen gewogen	5
Mager	3

| | ● Geringfügig | ○ Null |

Mager, mit Knochen
gewogen . . . .

Keule, gebraten:
Durchwachsen . . . .
Mager . . . .

Hals und Nacken,
geschmort:
Durchwachsen . . . .
Mager . . . .
Mager, mit Fett und
Knochen gewogen . . . . . .

Schulterbraten:
Durchwachsen . . . .
Mager . . . .

Schwein

Bauchspeck, gegrillt:
Durchwachsen . . . .

Kotelett, Lende, gegrillt:
Durchwachsen . . . .

Gramm pro 25 g Nahrungsmittel

	1	2	3	4	5	6	7	8	9	10	11	12	13	14	15	16	17	18	19	20	21	22	23	24	25
Durchwachsen, mit																									
Knochen gewogen				▌																					
Mager			▌																						
Mager, mit Fett und																									
Knochen gewogen		▌																							
Haxe, gegrillt:																									
Durchwachsen				▌																					
Mager		▌																							
Kalb																									
Kotelett, gebraten		▌																							
Filet, gebraten			▌																						
Fleischkonserven																									
Corned Beef			▌																						
Schinken und Schweine-																									
fleisch, Stücke					▌																				
Frühstücksfleisch						▌																			
Steak im Bratensaft			▌																						
Zunge				▌																					
Kalbfleisch in Aspik	▌																								

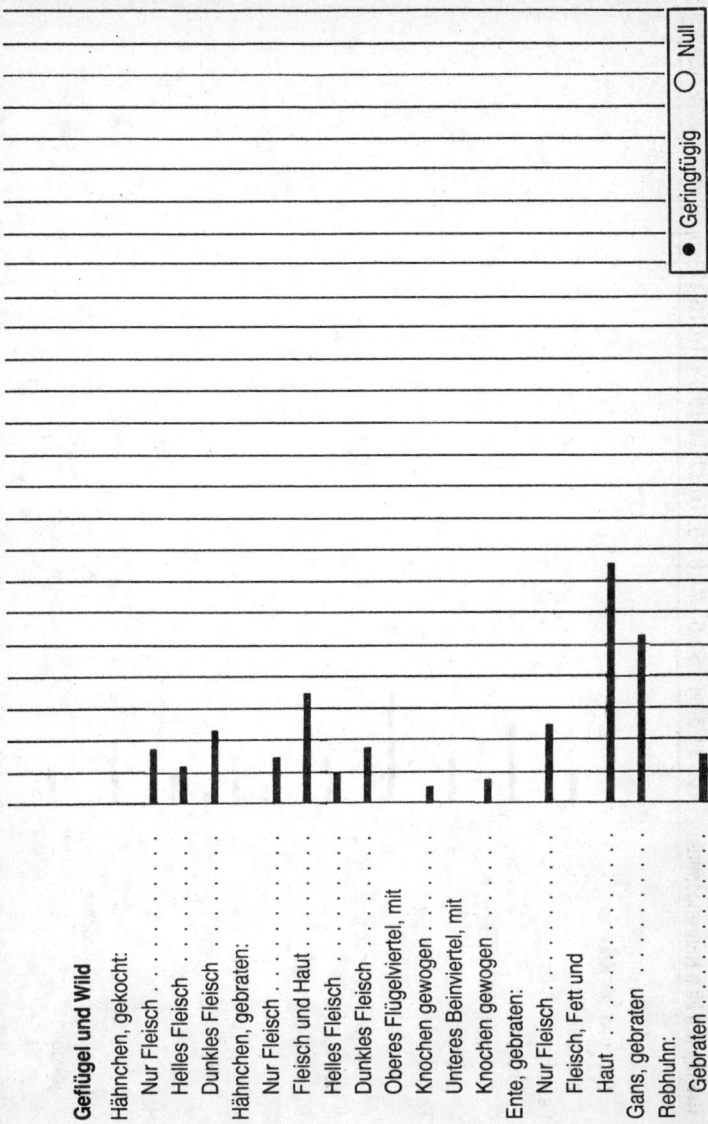

Geflügel und Wild

Hähnchen, gekocht:
Nur Fleisch . . . .
Helles Fleisch . . . .
Dunkles Fleisch . . . . . .

Hähnchen, gebraten:
Nur Fleisch . . . .
Fleisch und Haut . . . . . .
Helles Fleisch . . . .
Dunkles Fleisch . . . . . .
Oberes Flügelviertel, mit
Knochen gewogen . . . . .
Unteres Beinviertel, mit
Knochen gewogen . . . . .

Ente, gebraten:
Nur Fleisch . . . .
Fleisch, Fett und
Haut . . . .

Gans, gebraten . . . .

Rebhuhn:
Gebraten . . . .

● Geringfügig   ○ Null

233

Gramm pro 25 g Nahrungsmittel

| 1 | 2 | 3 | 4 | 5 | 6 | 7 | 8 | 9 | 10 | 11 | 12 | 13 | 14 | 15 | 16 | 17 | 18 | 19 | 20 | 21 | 22 | 23 | 24 | 25 |

Gebraten, mit Knochen
gewogen . . . .

Fasan:
Gebraten . . . .
Gebraten, mit Knochen
gewogen . . . .

Taube:
Gebraten . . . .
Gebraten, mit Knochen
gewogen . . . .

Truthahn, gebraten:
Nur Fleisch . . . .
Fleisch und Haut . . . . .
Helles Fleisch . . . .
Dunkles Fleisch . . . . . .

Hase:
Geschmort . . . .
Geschmort, mit Knochen
gewogen . . . .

● Geringfügig ○ Null

Kaninchen:
Geschmort . . . .
Geschmort, mit
Knochen gewogen . . . .
Wild, gebraten . . . . .

Innereien

Hirn:
Kalb, gekocht . . . .
Lamm, gekocht . . . .

Herz:
Hammel, gebraten . . .
Rind, geschmort . . . .

Nieren:
Lamm, gebraten . . . . .
Rind, geschmort . . . .
Schwein, geschmort . . . .

Leber:
Kalb, in Öl
gebraten . . . .
Hähnchen, in Öl
gebraten . . . . .

Gramm pro 25 g Nahrungsmittel | 1 2 3 4 5 6 7 8 9 10 11 12 13 14 15 16 17 18 19 20 21 22 23 24 25

Nahrungsmittel	Gramm pro 25 g
Lamm, in Öl gebraten	≈ 3,5
Rind, geschmort	≈ 2,5
Schwein, geschmort	≈ 2
Ochsenschwanz:	
Geschmort	≈ 3,5
Geschmort, mit Knochen gewogen	≈ 1,5
Bröschen:	
Lamm, gebraten	≈ 3,5
Zunge:	
Lamm, geschmort	≈ 6,5
Rind, gekocht	≈ 6
Kutteln:	
Geschmort	≈ 0,5
Wurstwaren und Fleischgerichte	
Blutwurst, gebraten	≈ 5
Frikadellen	≈ 5
Leberwurst	≈ 7
Frankfurter	≈ 6,5

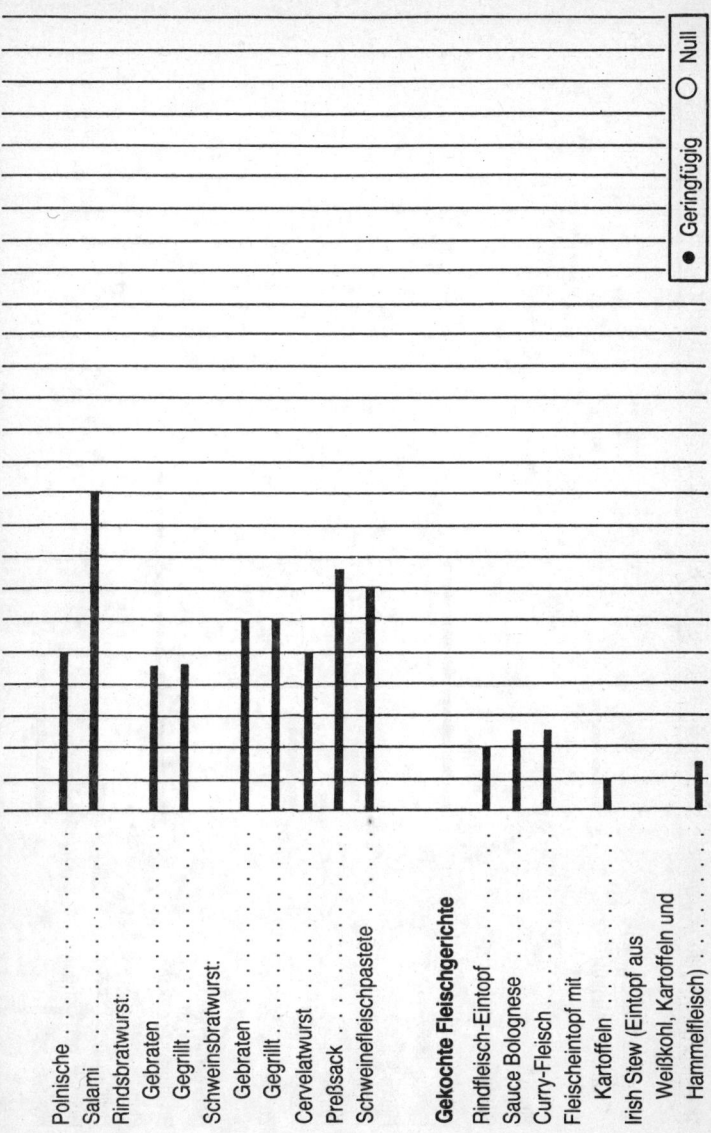

Polnische . . . .
Salami . . . .
Rindsbratwurst:
   Gebraten . . . .
   Gegrillt . . . .
Schweinsbratwurst:
   Gebraten . . . .
   Gegrillt . . . .
Cervelatwurst . . . .
Preßsack . . . .
Schweinefleischpastete

Gekochte Fleischgerichte

Rindfleisch-Eintopf . . . . .
Sauce Bolognese . . . . . .
Curry-Fleisch . . . .
Fleischeintopf mit
   Kartoffeln . . . .
Irish Stew (Eintopf aus
   Weißkohl, Kartoffeln und
   Hammelfleisch) . . . . . .

● Geringfügig   ○ Null

Gramm pro 25 g Nahrungsmittel

	1	2	3	4	5	6	7	8	9	10	11	12	13	14	15	16	17	18	19	20	21	22	23	24	25

Moussaka (Auberginen-Kartoffel-Auflauf) . . . .   ~4

Fisch

Süßwasserfische

Aal . . . .   ~8
Forelle . . . .   ~1
Hecht . . . .   <1
Karpfen . . . .   ~2,5
Renke . . . .   ~1
Waller . . . .   ~3
Zander . . . .   <1

Meeresfische

Breitling, gebacken . . . . .   ~12
Flunder . . . .   <1
Heilbutt, gedünstet . . . . .   ~1
Heilbutt, geräuchert . . . .   ~4,5
Hering . . . .   ~4,5

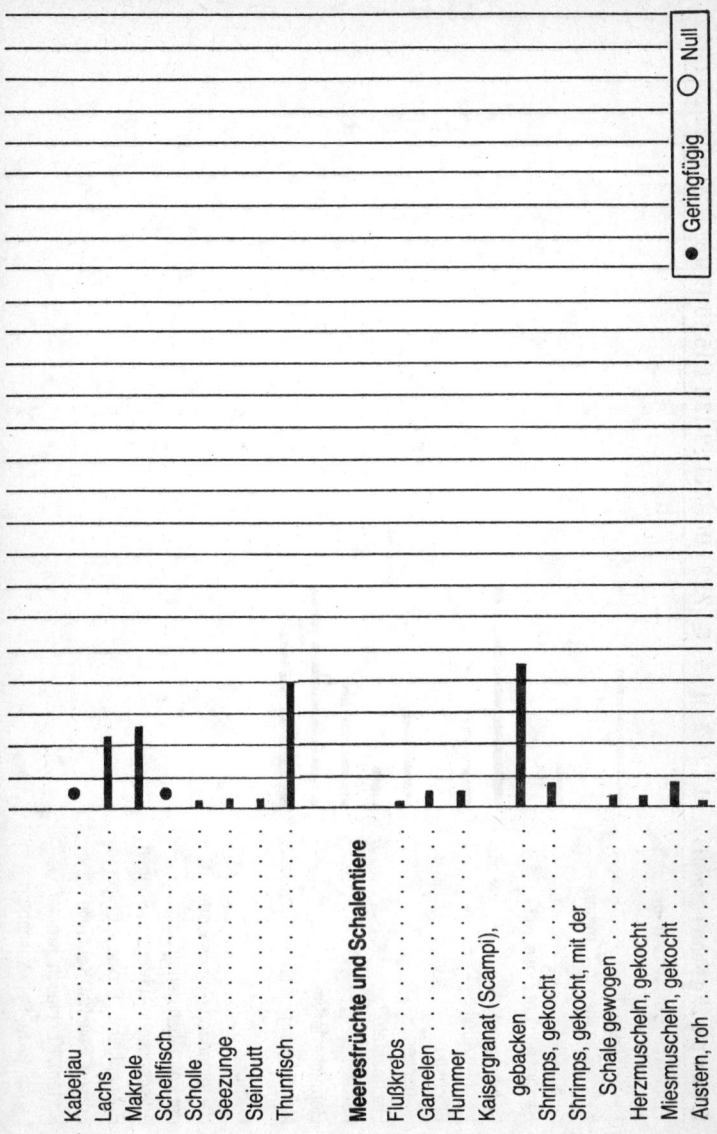

Gramm pro 25 g Nahrungsmittel

Fischerzeugnisse und -gerichte

Nahrungsmittel	Gramm (Skala 1–25)
Bückling, gegrillt	ca. 4,5
Kleine Sardinen in Tomatensauce	ca. 2
Sardinen in der Dose, mit Öl	ca. 7
Fischfrikadelle	ca. 2,5
Fischstäbchen, ausgebacken	ca. 3
Fischpastete	ca. 2
Kaviar	ca. 4
Geräucherter Aal	ca. 7
Matjeshering	ca. 6

Gemüse

Bei folgenden Gemüsesorten ist der Fettgehalt geringfügig:

Artischocken, Aubergine, Bohnen, Bohnenkeime, Brokkoli, Chicorée, Erbsen, Fenchel, Kohl (alle Sorten), Knoblauch, Kräuter, Lauch, Okra, Paprikaschoten,

Rüben, Rote Bete, Schwarz-
wurzel, Stangensellerie, Sellerie-
knolle, Spargel, Spinat, Tomate,
Zucchini, Zwiebel (u. a.)

Avocado

Mungobohne

Linsen, roh

Pilze, ausgebacken

Eingelegtes Essiggemüse

Zwiebeln, geröstet

Oliven

Zuckermais

Kartoffeln:

Gekocht, gebacken
mit/ohne Haut, ohne
Fett

Geröstet

Pommes frites, selbst-
gemacht

Pommes frites, tief-
gefroren, fritiert

Chips

Kichererbsen

● Geringfügig ○ Null

241

Gramm pro 25 g Nahrungsmittel

Skala: 1 2 3 4 5 6 7 8 9 10 11 12 13 14 15 16 17 18 19 20 21 22 23 24 25

Obst

Bei allen Obstsorten (Kernobst, Steinobst, Beerenobst, exotische Früchte) ist der Fettgehalt geringfügig.

Ausnahme hiervon:

Nahrungsmittel	Gramm pro 25 g
Avocado	ca. 6

Nüsse

Nahrungsmittel	Gramm pro 25 g
Mandeln	ca. 13
Paranuß	ca. 16
Eßkastanie	ca. 1
Haselnuß	ca. 9
Kokosnuß:	
Frisch	ca. 9
Milch	(geringfügig)
Getrocknet	ca. 16
Kokosnuß-Fleisch	ca. 9

Legend: ● Geringfügig ○ Null

Erdnuß:
- Frisch . . . .
- Geröstet und gesalzen . . . .
- Erdnuß-Butter . . . . . .
- Walnuß . . . .

Zucker und Eingemachtes

Zucker:
- Glukosehaltige
- Flüssigkeit . . . .
- Zucker, alle Sorten
- Sirup . . . .
- Melasse . . . .

Eingemachtes:
- Kirschen, kandiert . . . . . .
- Honigwabe . . . .
- Honig im Glas . . . .
- Konfitüre . . . .
- Marzipan . . . .
- Schokoladeaufstrich . . . .

Gramm pro 25 g Nahrungsmittel | 1 2 3 4 5 6 7 8 9 10 11 12 13 14 15 16 17 18 19 20 21 22 23 24 25

Süßwaren

Nahrungsmittel	Wert
Gekochte Süßigkeiten	● (≈1)
Schokolade, normal, Vollmilch oder zartbitter	≈7,5
Schokoladepralinen, gefüllt	≈4,5
Bounty-Riegel	≈6,5
Mars-Riegel	≈5
Gummi-Bärchen	○ (≈1)
Lakritze	≈1
Bonbon	○ (≈1)
Pfefferminz-Bonbon	● (≈1)
Toffee	≈6

Getränke

Nahrungsmittel	Wert
Kaffee	●
Tee	●
Trinkschokolade	≈2
Coca Cola	○ (≈1)

Grapefruit-Saft	●
Limonade	○
Fruchtsaft	●
Bier, alle Sorten	●
Most, Cidre	○
Wein, alle Sorten	○
Sherry	○
Portwein	○
Wermut, alle Sorten	○
Advocaat Eierlikör	▮
Cherry Brandy	○
Tomatensaft	○
Curaçao	○
Spirituosen, alle Sorten	○

Saucen und Marinaden

Apfelmus	●
Preiselbeersauce	●
Englischer Senf	▮
Meerrettichsauce	▮
Rote Johannisbeeren-Gelee	●

● Geringfügig   ○ Null

Gramm pro 25 g Nahrungsmittel

Nahrungsmittel	Gramm pro 25 g
Braune Sauce	1
Käsesauce	4
Chutney	1
French Dressing	19
Mayonnaise	20
Zwiebelsauce	2
Salat-Dressing mit Sahne	7
Tomatenketchup	1
Tomatenmark	1
Tomatensauce	2
Weiße Sauce	3

Suppen

Nahrungsmittel	Gramm pro 25 g
Fleisch- und Gemüsebrühe	
Hühnercremesuppe:	
Frisch	1
Aus der Dose	3
Hühnersuppe mit Nudeln	1

Linsensuppe . . . . •
Minestrone . . . .
Pilzrahmsuppe . . . . . . •
Ochsenschwanzsuppe . . .
Tomatencremesuppe:
Frisch . . . .
Aus der Dose . . . . . •
Gemüsesuppe . . . . . .

Backpulver und Gewürze

Backpulver . . . . •
Curry . . . .
Gelatine . . . . •
Ingwer, gemahlen . . . . .
Pfeffer . . . .
Salz . . . . ○ ○
Essig . . . . •
Hefe, frisch . . . .
Hefe, getrocknet . . . . .
Soja, voll fett . . . .
Soja, fettarm . . . .

Pizza . . . .

• Geringfügig	○ Null

Alphabetisches Rezeptregister

Sachregister

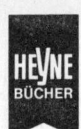
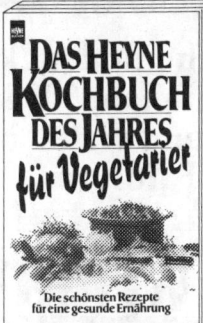
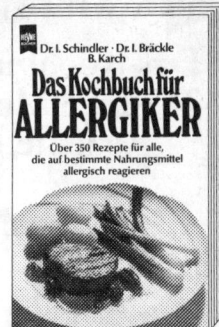
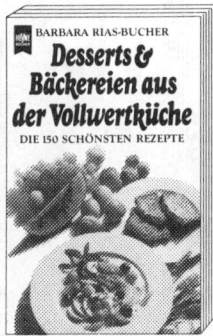
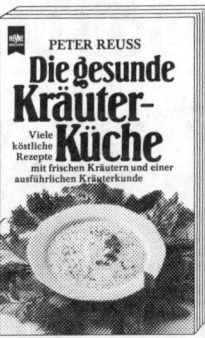
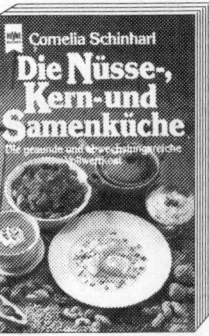
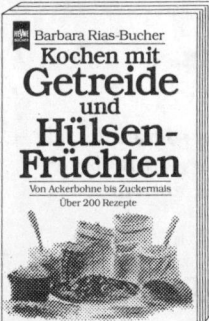
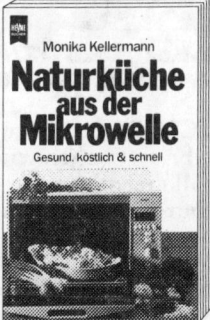
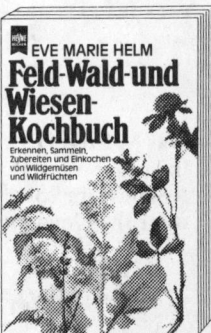

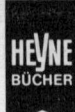
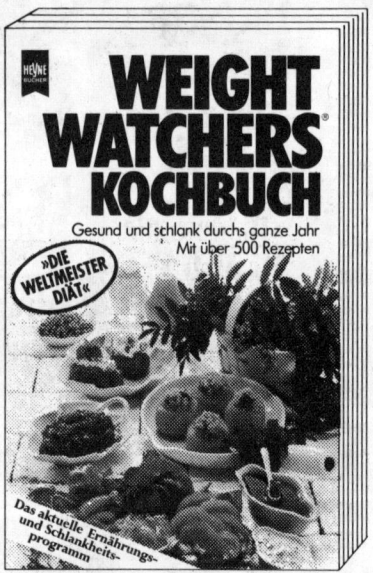

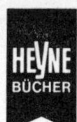

HEYNE
GETRÄNKEBÜCHER

*Bücher
für Genießer, die
wissen, daß es
wichtigeres gibt,
als nur den Durst
zu löschen*

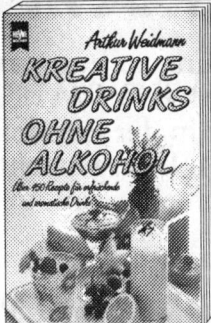

07/4572

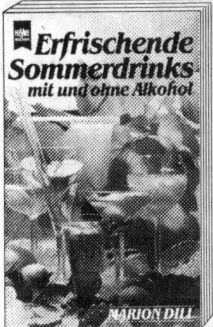

07/4405

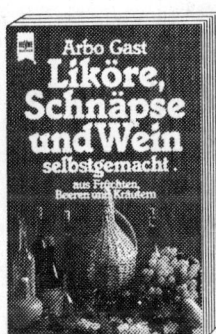

07/4452

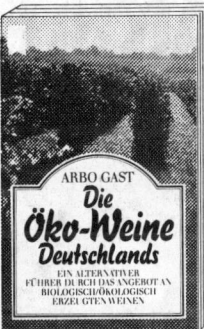

07/4484

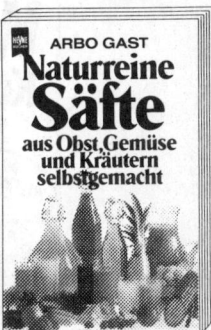

07/4432

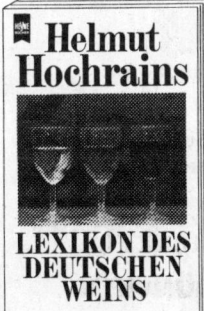

07/4436

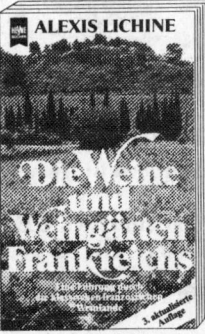

07/4365

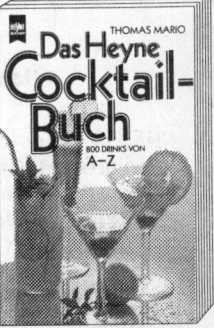

07/4398

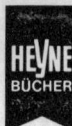

HEYNE
DIÄTKOCHBÜCHER

„Abnehmen ohne zu hungern" ist die Devise der WEIGHT WATCHERS-Bewegung, nach der in der Bundesrepublik über eine Million Übergewichtige bereits erfolgreich abgenommen haben.

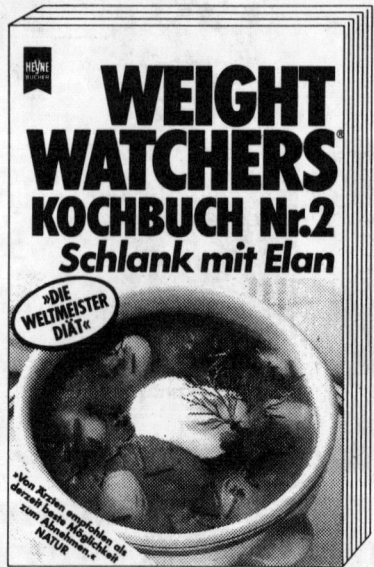

**Heyne-Kochbuch 07/4483
282 Seiten, DM 9,80**

Mit 350 Rezepten für alle, die ohne großen Zeit- und Geldaufwand kalorienbewußt, gesund und dennoch delikat essen wollen.
„Schlank mit Elan" ist eine ideale Ergänzung zum vorliegenden WEIGHT WATCHERS-KOCHBUCH.

WILHELM HEYNE VERLAG MÜNCHEN